Dr Jacques DUCLAUX

Diabète Hyperchlorurique

DIABÈTE HYPERCHLORURIQUE

DIABÈTE

HYPERCHLORURIQUE

PAR

Le Dr Jacques DUCLAUX

LYON

IMPRIMERIES RÉUNIES

8, RUE RACHAIS, 8

1908

A MA MÈRE

MEIS ET AMICIS

AVANT-PROPOS

C'est à M. le professeur Paul COURMONT *que nous devons de pouvoir présenter aujourd'hui un sujet qui nous semble plein d'intérêt. Notre maître a été assez bienveillant pour nous permettre de collaborer à l'étude d'un syndrome, qu'il fut l'un des premiers à mettre en évidence. Il nous a constamment dirigé dans nos travaux, nous prodiguant ses conseils et ses encouragements. Qu'il nous permette de l'en remercier. Nous emportons aussi de son cours du semestre dernier des notions qui nous seront précieuses dans l'avenir. Mais, avant tout, sa bienveillance constante à notre égard a gravé chez nous un souvenir ineffaçable, qui empêchera notre reconnaissance envers lui de jamais défaillir.*

M. J. TEISSIER *nous a accordé l'honneur de s'intéresser à notre travail et de nous accueillir aimablement dans sa clinique. Il ne s'est point départi envers nous de cette bonté que connaissent si bien tous ses élèves. Nous n'oublierons jamais la simplicité avec laquelle il nous a toujours traité. Nous ressentons pour lui une respectueuse sympathie et en nous permettant de le remercier d'avoir bien voulu présider notre essai d'étude, nous lui demandons de croire à notre vif et sincère attachement.*

M. le professeur Morel, *malgré ses travaux accablants, nous a reçu dans son laboratoire et, durant des mois entiers, sans épargner ni son temps, ni sa peine, nous a, à chaque instant, dirigé dans notre expérimentation. Il ne nous appartient pas de lui exprimer notre haute admiration pour ses procédés d'investigation à travers les problèmes si complexes de la biologie. Mais ce que nous sommes capables d'apprécier, c'est la sympathie avec laquelle il a toujours agi envers nous. Qu'il veuille bien croire à notre profonde gratitude.*

M. le professeur Chatin *nous a permis de profiter de son enseignement clinique durant le semestre dernier, il nous a accordé l'honneur de faire partie de notre jury. Nous lui présentons nos remercîments. Nous tenons à lui dire combien nous fûmes touché de la façon dont il nous accueillit en novembre dernier. Tandis que, par notre imprévoyance, nous nous étions placé dans une situation scolaire très embarrassante, nous avons trouvé en lui un ami encore plus qu'un maître, s'intéressant vivement au sort des étudiants, et prêt à disposer en leur faveur de tout son pouvoir. Qu'il soit certain que, pour nous, la reconnaissance ne figure point un mot vide de sens.*

M. le professeur Roque *a été assez indulgent pour participer à nos recherches cliniques. Qu'il veuille bien agréer nos hommages pour l'honneur qu'il nous a accordé d'observer spécialement les malades de son service.*

Durant deux années, M. Pallasse, *chef de clinique de*

la Faculté, nous a inculqué, au lit des malades, des éléments de pathologie qui restent profondément gravés dans nos souvenirs, moins encore, cependant, que la sympathie que nous avons toujours éprouvée à son égard.

Que tous nos amis, spécialement le docteur Léon Heuraux *soient certains de notre fidélité. Leur dévouement pour nous, les bons moments, trop courts, hélas ! que nous avons vécus avec eux : ce sont là des choses que le temps est incapable d'émousser.*

INTRODUCTION

Depuis quelques années, la littérature médicale s'est accrue de nombreux travaux au sujet du rôle du chlorure de sodium en pathologie.

On pourrait diviser les études qui ont paru sur la hausse du taux des chlorures dans l'urine, c'est-à-dire l'hyperchlorurie, en deux périodes. Dans l'une, de nombreux auteurs notent ce phénomène dans diverses affections, sans voir apparaître un syndrome diabétique. Dans l'autre, quelques cliniciens seulement enregistrent l'hyperchlorurie au cours d'une néphrite et lui voient produire un tableau diabétique des plus complets.

I. — *Hyperchlorurie sans syndrome diabétique.*

Nous exposons sous ce titre une vue d'ensemble des nombreuses observations dans lesquelles figure l'élimination exagérée des chlorures.

Rieder (52) note l'hyperchlorurie dans la paralysie générale; la folie aiguë, les congestions passives du foie. Chez les neurasthéniques, de Fleury (52) constate le même phénomène. Jacquet et Portes (52) remarquent que la pelade s'accompagne d'une hyperchlorurie dont la courbe se superpose à celle de l'affection.

M. Laubry (26), élève d'Achard, a consacré en partie sa thèse, à l'étude des crises chloruriques dans la plupart des maladies fébriles et dans quelques états apyrétiques. La pneumonie et la pleurésie, la fièvre typhoïde, les fièvres éruptives, l'angine herpétique, le rhumatisme articulaire aigu, etc., la colique saturnine, le coma hystérique, les vomissements incoercibles de la grossesse chez les névropathes offrent le tableau d'une crise chlorurique dans certains cas. Au début de l'affection, l'organisme retient son NaCl et il y a hyperchlorurie; puis, lorsque l'évolution se dirige vers la guérison, on constate une hyperchlorurie d'autant plus franche, que le mal a plus de tendance à rétrocéder.

Cet auteur observe aussi la rétention et le relâchement du chlorure dans la diphtérie. Il confirme ainsi les observations de MM. Rabot et Bonnamour (12), qui avaient mis en évidence la facilité de produire des œdèmes dans les diphtéries à forme grave par l'absorption de chlorure.

Lorsque son accès a pris fin, le paludéen présente de l'hyperchlorurie. Durant les parosmés, Jochmann et Trombe (26) l'ont aussi remarquée et Mossé (5 bis) partage leur opinion.

Dans l'asystolie, Achard et Lœper (13) ont signalé la rétention chlorurée. Steyrer (16 *bis*) également.

La polyurie hyperchlorurique critique de la pleurésie a été étudiée par Lesné et Ravaut (15 *bis*), Achard, Lambry et Grenet (27), Micheleau (34 *bis*), Chauffard et Boidin (42 *bis*), P. Courmont et J. Nicolas (41).

Mais c'est au cours de la néphrite épithéliale que cette rétention propre à laisser après elle l'hyperchlorurie, s'est manifestée le plus franchement. Bohne, Achard

(3 *bis*) et Lœper (18) furent des premiers à la signaler. Marischler (14 *bis*) et Steyrer (16 *bis*) la mirent aussi en évidence. Achard (17 *bis*) l'observa surtout dans les néphrites aiguës. Strauss (18 *bis*) l'étudia aussi. Enfin, Widal, Javal (22) et Lemierre (20 *bis*), en 1902, montrèrent les rapports de la rétention avec l'œdème brightique.

Dans certains cas, l'institution d'un régime achloruré est contemporaine de l'hyperchlorurie. Les chlorures urinaires peuvent ne pas dépasser quelques grammes, leur taux n'en est pas moins exagéré, relativement à l'alimentation, qui est dépourvue de tout principe salé.

Nous ferons la même remarque au sujet de l'asystolie hydropigène. Vaquez et Digne (45) montrent l'hyperchlorurie obtenue par la cure dans cette affection. Merklen (24) obtient ce résultat à l'aide de la digitale.

L'ascite peut, elle aussi, présenter de la polychlorurie. Legendre (21 *bis*), Achard et Paisseau (22 *bis*), Froin et Digne (25) ont attiré l'attention sur les bons effets du régime achloruré dans ces cas-là. Achard arrive aux mêmes conclusions. P. Courmont (38), après la ponction d'un cirrhotique remarque l'apparition d'une crise hyperchlorurique qui, grâce au régime déchloruré, se maintient jusqu'à l'épuisement de l'ascite.

Chantemesse (31) fait disparaître l'œdème de la phlegmatia alba dolens, par le régime déchlorurant.

On peut juger par ce rapide aperçu de la fréquence avec laquelle on a observé l'hyperchlorurie, qu'elle soit le fait d'un état morbide ou d'un régime spécial.

II. — *Hyperchlorurie avec syndrome diabétique.*

Quelques auteurs seulement ont signalé la possibilité d'observer l'hyperchlorurie avec les signes cliniques du diabète sucré.

Nous voulons parler d'un ensemble de symptômes ressemblant au diabète, mais sans glycosurie, sans les éléments urinaires des autres diabètes insipides, avec hyperchlorurie très marquée. Le déterminisme n'en est pas encore défini, étant donné le petit nombre d'observations recueillies.

MM. Teissier et P. Courmont (35) ont été les premiers à isoler ce syndrome. « L'élimination extraordinairement anormale des chlorures, disent ces auteurs, a présenté des particularités fort curieuses qui, rapprochées des symptômes cliniques, nous permettront de proposer le nom de *diabète insipide hyperchlorurique*, pour désigner un syndrome spécial au cours de la néphrite interstitielle. »

MM. P. Courmont et Nicolas (53) en ont présenté un nouveau cas à la Société médicale des hôpitaux de Lyon.

MM. Chatin et Philippe (53 *bis*) ont exposé, à cette même société, une observation de néphrite aiguë avec hyperperméabilité rénale très marquée pour les chlorures. Selon ces auteurs, elle représenterait une transition entre le diabète Teissier-Courmont et le filtre rénal percé de Bard.

Il nous semble qu'une des observations de la thèse de Burthe (17) correspond bien aussi au diabète hyperchlorurique, quoique l'auteur la cite seulement comme un cas d'élimination exagérée des constituants urinaires, au cours du brightisme.

CHAPITRE PREMIER

DESCRIPTION DU SYNDROME CLINIQUE

I. — Tableau clinique.

L'allure clinique de notre syndrome est d'une ressemblance frappante avec celle du diabète sucré.

La polyurie se manifeste très élevée et peut accuser le chiffre de quatre ou cinq litres. La polydipsie se superpose plus ou moins avec elle, et le malade, en proie à une soif permanente, ingère constamment des liquides.

Des modifications apparaissent du côté de la peau et des muqueuses. La langue se dessèche et la sudation n'existe plus.

La balance met en évidence la perte de poids du sujet qui sent ses forces décliner.

En groupant ces divers signes, le médecin dirige naturellement son attention du côté des urines. Il s'attend à y trouver le sucre, mais les réactifs ne parviennent pas à le déceler.

La recherche des phosphates, oxalates, de l'urée, etc., ne révèle pas l'existence d'un diabète insipide classique.

Le dosage des chlorures, en revanche, montre un taux fort élevé, capable d'atteindre 30 et 40 grammes par jour, alors que la normale ne dépasse pas 12 à 14 grammes.

L'albuminurie marche invariablement de pair avec l'hyperchlorurie.

C'est au cours de la néphrite interstitielle chronique, que s'installent les divers signes que nous venons d'énumérer. La néphrite aiguë pourrait peut-être lui prêter son cadre. Les symptômes de ces affections — du domaine classique — devraient figurer ici pour compléter le tableau clinique du diabète.

L'épreuve de la chlorurie alimentaire, que l'on pratique journellement au cours du brightisme, décèlera le signe qui nous semble pathognomonique de ce syndrome. Nous voulons parler de l'incapacité des tissus à retenir le NaCl et du départ du NaCl constitutif des tissus, hors de l'organisme, à l'arrivée du NaCl ingéré, ce dernier se retrouvant, du reste, immédiatement dans l'urine.

Ce signe, que nous développerons au cours des observations, ainsi que l'hyperchlorurie simple et le cortège du diabète sucré sans glycosurie, constituent les symptômes les plus caractéristiques du diabète insipide hyperchlorurique.

II. — Analyse des observations.

Observation I (1). — Polyurie, pollakiurie, ébauche de galop. Hypertension, albuminurie.

$\frac{\Delta}{\delta}$ est fort au-dessus de la normale. Le bleu de méthylène met 106 heures à s'éliminer. La phloridzine ne déclanche pas de glycosurie.

(1) MM. J. Teissier et Paul Courmont. Soc. méd. hôp. Paris, 6 mai 1904.

En somme, il s'agit là d'une néphrite interstitielle avec schéma d'insuffisance rénale très accentuée. L'autopsie n'a d'ailleurs pas tardé à en apporter la vérification.

Durant l'évolution de ce brightisme, apparaît le plus typique de nos cas de diabète hyperchlorurique.

La décharge chlorurée est excessivement intense : elle se chiffre par une moyenne quotidienne de 20 à 30 grammes. C'est ainsi que, durant les 210 jours d'observation, le malade a perdu 5 kilogs de NaCl.

La peau ne présente plus de sécrétion sudorale et la langue est sèche. Le sujet maigrit et devient adynamique.

Sa soif est très vive et il absorbe, le soir avant de s'endormir, des litres de boisson.

Le point le plus intéressant dans l'histoire de ce malade, est le résultat obtenu par l'épreuve de la chlorurie alimentaire.

Les 10, 11 et 12 janvier, on fait ingérer au diabétique, chaque jour, 10 grammes de NaCl en supplément de son régime habituel. On dose le NaCl excrété durant les trois jours de l'expérience et les trois jours suivants. Cette sixaine accuse 200 grammes de NaCl excrétés.

D'autre part, dosage de la quantité excrétée durant la sixaine précédant l'épreuve : 150 grammes. Enfin, dosage durant les six jours qui lui font suite : 150 grammes.

Ainsi, la chlorurie expérimentale, qui avait introduit 30 grammes de NaCl dans l'organisme, en a chassé 50 grammes. Excédent de 20 grammes.

Nous verrons l'importance que revêt cette constatation, pour expliquer la pathogénie du syndrome, établir le pronostic du malade, et aussi, pour instituer un traitement.

Observation II (1). — C'est encore un brightique qui s'offre à nous, rénal ancien qui a déjà séjourné à l'hôpital pour des poussées aiguës.

Néphrite interstitielle non douteuse. Cependant l'insuffisance rénale est peu marquée, puisque $\frac{\Delta}{\delta}$ est normal. Le bleu de méthylène a mis fort longtemps, il est vrai, à s'éliminer, mais l'auteur, à qui nous empruntons cette observation, considère l'expérience comme insignifiante, car elle a coïncidé avec le moment même où le malade a ingéré de la viande.

La polyurie, assez marquée, s'élève jusqu'à 3 l. 500. La soif est augmentée. Durant les 22 jours d'observation, la moyenne de la chlorurie est de 21 gr. 18. Il existe donc une hyperchlorurie très nette.

La sécheresse des téguments et l'adynamie progressive n'ont pas été notées et les signes cliniques ne sont pas au complet.

Mais le résultat de l'épreuve de la chlorurie alimentaire nous fait classer d'emblée le cas de ce malade dans le diabète hyperchlorurique.

Du 19 au 23 mars, le malade ingère chaque jour 10 gr. de NaCl, sans que son régime, d'autre part, se trouve modifié. Or, le 18, il n'émettait que 21 gr. 1, de NaCl, il devrait donc, les jours suivants, en excréter 31 gr. 1. Ce chiffre est dépassé, il émet : le 19 mars 32 gr. 52, le

(1) Observation IV de la *thèse de Birthe*. Paris, 1902.

20 mars 32 gr. 52, le 21 mars 35 gr. 53 et le 22 mars, 38 gr. 46.

Notons enfin qu'ici, comme dans l'observation précédente, il s'agit d'un tuberculeux, porteur d'un foyer de ramollissement perceptible dans la fosse sous-claviculaire gauche.

Observation III (1). — C'est encore un bacillaire que nous présentons ici. Le malade a déjà fait un séjour à l'Hôtel-Dieu, en 1904, pour une pleurésie, dont la nature tuberculeuse ressortit nettement de l'inoculation, de la cytologie et du séro-diagnostic du liquide pleural.

Dans ses antécédents, on remarque tous les éléments voulus pour conduire au brightisme. Le sujet est peintre-plâtrier de profession et naturellement saturnin. Il est devenu paludéen grâce à un séjour au Tonkin. Enfin, c'est un gros éthylique.

La néphrite interstitielle nettement caractérisée (gros cœur, hypertension, etc.) se différencie de celle de nos deux premières observations, par le schéma d'insuffisance rénale seulement ébauché. L'albuminurie est infinitésimale. Le coefficient $\frac{\Delta}{\delta}$ ne dépasse pas la normale et il existe une exagération dans tous les constituants urinaires. L'urée s'élève parfois jusqu'à 70 grammes et les phosphates à près de 5 grammes. On doit cependant écarter toute idée de diabète azoturique ou phosphaturique. Dans ces syndromes, il existe, en général, une modification très nette des rapports urologiques $\frac{\text{extrait sec}}{\text{urée}}$

(1) MM. J. NICOLAS et Paul COURMONT. Soc. méd. hôp., Lyon, 31 mai 1907.

et $\frac{P^2O^5}{\text{urée}}$ Or, dans notre cas, ils sont sensiblement normaux. Il est probable qu'on assiste là à un de ces débuts de néphrite signalés dans la thèse de Burthe : la partie saine du rein entre en suractivité pour compenser les lésions rénales, et semble dépasser le but qu'elle se proposait d'atteindre.

L'hyperchlorurie a été mise en évidence par le dosage journalier, du 16 décembre 1906 au 20 février suivant. Elle a accusé jusqu'au chiffre de 39 gr. 96.

La polyurie, qui n'est jamais descendue plus bas que 2 litres 200, s'est maintenue presque constamment entre 5 et 6 litres, s'élevant un jour jusqu'à 7 litres 300.

Comme corollaire, le malade boit énormément et a constamment soif.

La faiblesse est très grande.

La polyphagie donne à ce tableau une note qui le rapproche encore plus de la symptomatologie du diabète sucré.

Observation IV (1). — Il nous est donné ici d'analyser un cas de diabète chlorurique, qui nous paraît typique.

Il s'agit d'une néphrite interstitielle, dont la nature ne peut être élucidée, le malade ne fournissant que des renseignements très diffus sur son passé. Polyurie, pollakiurie, fourmillements dans les membres, sensation de doigt mort : en somme, quelques-uns des petits signes de Dieulafoy chez les brightiques. A l'examen du malade, ce sont les signes urinaires qui attirent le plus l'attention, et font penser à une néphrite chronique.

(1) Service de M. Roque. — Inédite.

Il semble que le sujet ne soit qu'au début du brightisme et seuls, les procédés expérimentaux d'exploration rénale rendent le diagnostic certain. C'est ainsi que le bleu de méthylène n'est apparu que très tard dans l'urine, et que son élimination a persisté trois jours. La cryoscopie a établi un schéma d'insuffisance rénale très accentué.

Comment faire cadrer avec une néphrite, le chiffre 12 de tension que présente le pouls du sujet ? On doit, vraisemblablement, considérer cette hypotension comme tributaire de la tuberculose. (La tuberculine possède un pouvoir hypotensif nettement établi à l'heure actuelle.) Notre malade a un sommet suspect et une séro-réaction positive.

Nous avons poursuivi, durant un mois, le dosage des chlorures urinaires. Leur chiffre atteint 20 grammes en 24 heures, en moyenne, avec un régime alimentaire qui n'en contient que 9. L'épreuve de la chlorurie alimentaire a amené une décharge chlorurée qui a persisté durant trois jours après la suppression de la potion salée.

La polydipsie, la sécheresse de la peau, l'amaigrissement de l'organisme ne figurent pas dans l'observation. Il y a trop peu de temps que le sujet a commencé à se déchlorurer pour que ces signes soient assez accusés pour frapper l'attention.

Nous avons enregistré dans ce travail les observations suivantes, parce qu'elles nous ont paru pleines d'intérêt, bien plus que pour le syndrome chlorurique qui y est très discutable.

Observation V (1). — L'évolution morbide se trouve

(1) MM. CHATIN et PHILIPPE. *Lyon Médical*, 6 octobre 1907.

ici bien différente. Le sujet n'est plus un brightique. Le rein ne présente que des phénomènes aigus et la néphrite a disparu quand le malade revient dans le service pour des lésions pleuro-pulmonaires.

Avant de parler de diabète hyperchlorurique, dans le cas présent, il s'agit de résoudre l'objection suivante ; l'observation mentionne chez le sujet un « œdème généralisé » avant l'entrée à l'hôpital et de la « bouffissure de la face », à la réception du malade. La hausse du taux des chlorures urinaires ne proviendrait-elle pas de la fonte des œdèmes ?

Il ne faut pas perdre de vue que le 3 mai, date de l'arrivée du sujet, l'œdème généralisé a disparu et ne saurait être, par sa résorption, la source de l'hyperchlorurie qui, d'ailleurs, n'existe pas encore.

On ne saurait admettre, d'autre part, que l'œdème de la face contenait une quantité de NaCl capable d'alimenter une hyperchlorurie, qui a duré du 6 mai au 1er juin, atteignant des chiffres de 27 gr. 95 avec un régime hypochloruré.

Le malade puise donc bien dans les éléments constitutifs de ses tissus, pour éliminer pareille quantité de chlorures.

La polyurie, très marquée, s'élève jusqu'à 4 litres 500. La polydipsie en est le corollaire.

Quant à l'adynamie, elle se manifeste bien aussi, mais dans une affection aiguë, on peut aussi bien la mettre sur le compte de l'état fébrile, sans y voir un signe de diabète.

La sécheresse de la peau n'a pas été notée. C'est naturel, car l'hyperchlorurie n'a pas duré longtemps.

Ce qui donne de l'intérêt à ce diabétique, n'est-ce point l'évolution aiguë de son syndrome et son âge peu avancé (24 ans) ?

Le syndrome ne figure plus ici une affection chronique de longue durée. Il débute au contraire avec la néphrite, évolue et disparaît avec elle. Le tout a duré deux mois à peine, et quand le malade revient dans le service, en octobre, c'est pour une pleuro-pneumonie. La néphrite et le syndrome de diabète sont terminés.

Observation VI (1). — L'histoire de ce malade n'est pas dénuée d'intérêt. Depuis huit ans, il parcourt les hôpitaux à la recherche d'une guérison, qu'on est impuissant à lui procurer. On lui pratique la cystostomie sans obtenir d'amélioration, et la néphrotomie est inefficace. Une troisième laparotomie reste sans résultats. Il arrive enfin, dans un service de médecine, où il offre à résoudre un problème clinique des plus attrayants.

Depuis seize ans environ, le malade émet des urines presque toujours purulentes et très souvent hématuriques. Hématuries notables évaluées approximativement à 100 grammes de sang en 24 heures et durant plus de 50 jours par an. L'hypothèse d'une cystite se trouve éliminée par la cystostomie et l'examen cystoscopique. La néphrotomie qui a permis de constater des lésions de néphrite interstitielle, rattache à ce dernier diagnostic, qu'il serait bien difficile d'établir à l'aide des seuls signes cliniques.

(1) Service de M. Paul COURMONT. — En partie inédite.

La faiblesse de tension pourrait s'expliquer par les hémorragies, mais il n'y a ni gros cœur, ni galop. L'albuminurie ne s'accompagne pas de cylindres. Seules, les douleurs qu'éprouve le malade avant d'uriner des caillots sanguins, font penser à l'uretère et à des lésions rénales.

Quoi qu'il en soit, on doit porter le diagnostic de néphrite hématurique, de nature indéterminée.

C'est dans ce cadre qu'on pourrait peut-être voir le syndrome hyperchlorurique. Polyurie, polydipsie, polyphagie, sécheresse de la peau, muqueuse buccale desséchée, chlorurie de 20 grammes environ, dépassant la moyenne.

Toutefois, le sujet est un gros mangeur et la hausse du taux chloruré des excreta pourrait bien n'avoir sa cause que dans la hausse de ce taux dans les ingesta. En faveur de cette remarque, il suffit de lire les analyses urologiques où l'on constate aussi une hyperazoturie et une hyperphosphaturie...

III. Mise en évidence du syndrome.

Malgré nos recherches, nous éprouvons le regret de ne pouvoir présenter qu'un nombre très restreint d'observations. Le dosage des chlorures, s'il était pratiqué moins rarement, nous aurait sans doute permis de rencontrer fréquemment ce syndrome. Mais cette manipulation n'est point de pratique courante dans les hôpitaux, où l'on se contente, en général, de faire doser périodiquement l'albumine.

Et cependant, la chimie offre des méthodes simples et précises. La méthode pondérale, la plus rigoureuse, ne saurait être d'un usage courant en clinique. Le procédé de Mohr donne des résultats satisfaisants :

Additionner l'urine de dix fois son volume d'eau distillée et de quelques gouttes d'une solution de chromate neutre de potasse. Verser avec une burette graduée une solution titrée d'azotate d'argent, jusqu'à apparition du précipité rouge de chromate. Un calcul facile termine l'opération.

J. Ville et Derrien (52) estiment que cette méthode présente assez de précision pour l'urine non glucosique.

Le taux des chlorures urinaires une fois fixé, on ne doit pas le considérer sans faire un rapprochement immédiat avec le régime du malade.

Les auteurs s'accordent à dire que la normale des chlorures urinaires est de 12 à 14 grammes pour 24 heures. Cela s'entend évidemment pour un régime ordinaire.

Mais supposons le cas d'une personne qui ne s'alimente qu'avec trois litres de lait. Nous n'avons plus à nous occuper du chiffre 12 à 14 grammes. 3 litres de lait égalent 6 gr. 50 environ de NaCl. Si le taux urinaire dépasse ce chiffre de façon notable, nous disons qu'il y a hyperchlorurie. Et un sujet, qui ingérerait chaque jour 25 gr. de NaCl, présenterait cependant de l'hypochlorurie, s'il n'en émettait que 14 grammes.

On ne perdra pas de vue cette notion, surtout à l'heure actuelle, où le régime lacté exclusif ne jouit plus de la même faveur que jadis pour les brightiques. C'est ainsi que M. Teissier ne cesse de redire au lit des malades, qu'il serait condamnable de ne pas accorder un peu de viande aux néphrites chroniques.

* * *

L'épreuve de la chlorurie alimentaire chez des malades hyperchloruriques peut être pratiquée. Si, en présence d'un brightique en puissance d'anasarque, on doit hésiter longtemps avant de lui administrer du NaCl, cette abstention est moins rigoureuse en face d'une néphrite interstitielle.

Il faut cependant être prudent dans son emploi. Dans les observations que nous présentons, cette épreuve n'a pas été nocive, mais elles sont trop peu nombreuses. MM. Roque et Lemoine (41 *bis*) ont montré l'influence irritative du chlorure de sodium sur les épithéliums rénaux.

Cette épreuve ne doit donc être effectuée que dans les cas où elle sera utile pour faire le diagnostic utile au malade, en mettant à même le clinicien d'instituer un régime favorable.

Il est fort important, dans l'intérêt du malade, que le médecin sache si ses tissus sont incapables ou non de fixer le NaCl. Si l'organisme peut retenir le sel de l'alimentation, il paraît aussi logique de le soumettre à un régime hyperchloruré que de prescrire des phosphates à un tuberculeux.

La hausse du taux du sel dans les ingesta compensera les pertes chlorurées du sujet.

Mais à quoi servirait-il de modifier ainsi l'alimentation du malade, alors que ses tissus se trouvent impuissants à saisir le NaCl ? Ne porterait-on pas un grave préjudice au diabétique en lui prescrivant du chlorure, alors que cette substance, dans sa traversée de l'organisme, joue le rôle d'un aimant pour le NaCl constitutif des tissus qu'elle entraine avec elle en dehors de l'économie. On conçoit l'importance qui existe lorsqu'on soupçonne une hyperchlorurie diabétique, à pratiquer l'épreuve de la chlorurie alimentaire.

V. — Différenciation d'avec les néphrites ordinaires ou les autres diabètes insipides.

Dans beaucoup de néphrites on pourrait peut-être découvrir de la polydipsie, de l'amaigrissement, de l'asthénie, de la sécheresse des téguments, etc.

On y observe aussi de la polyurie. Quant à l'hyperchlorurie, elle se manifeste, dans la néphrite épithéliale, quand les œdèmes se résorbent. La néphrite interstitielle exagérerait aussi le taux des chlorures quand la rétention sèche, d'Ambard et Beaujard (49 *bis*), entrerait en résolution.

Mais l'hyperchlorurie causée par une incapacité de l'organisme à retenir son NaCl, qui serait le propre de notre diabète, ne fait pas partie du cadre ordinaire des néphrites. De même les signes simulant le diabète sucré tels qu'ils apparaissent très franchement dans notre première observation, ne se voient pas, en général, au cours du brightisme.

Encore moins y obtiendrait-on le signe fourni par l'épreuve alimentaire. Donnons du sel à une néphrite parenchymateuse : le résultat sera clair, il se traduira par l'œdème généralisé. Agissons, par contre, de la sorte, chez une néphrite présentant le syndrome en question, nous attirerons hors de l'économie, une surabondance de chlorure urinaire.

Ce syndrome ajoute donc une note d'originalité évidente au tableau des néphrites dans lesquelles il prend place.

On ne l'a pas remarqué, néanmoins, en dehors de cette affection, contrairement aux autres diabètes insipides.

Ces derniers présentent, du reste, une analogie remarquable avec le diabète hyperchlorurique. On y trouve de la polyurie, de la polydipsie, et la présence, dans l'urine, d'une substance normale à un taux exagéré : phosphates, oxalates, etc.

La décharge chloruro-sodique déterminée par l'épreuve de la chlorurie alimentaire, fait aussi penser au diabète sucré où MM. Achard et Emile Weil (63) ont publié un phénomène analogue pour le sucre.

« En soumettant des diabétiques, disent ces auteurs, à l'épreuve de la glycosurie par injection sous-cutanée... chez un premier malade, l'injection de 2 gr. 50 de glucose a provoqué une exacerbation de la glycosurie.

	Sucre en 24 heures. Grammes.
27 octobre	0 54
28 octobre, injection de 2 gr. 5 de glucose	31 18
29 octobre	3 33

« Chez un autre, qui avait une moyenne de 10 à 15 gr. par jour, mais qui n'avait parfois aussi que des traces de sucre, l'injection de 2 gr. 50 de glucose fut suivie de l'élimination de 17 gr. de sucre dans la même journée. »

En somme, le syndrome donne à la néphrite un cachet spécial. La ressemblance frappante avec les diabètes insipides et une teinte vague du diabète sucré légitiment parfaitement son appellation.

CHAPITRE III

DIAGNOSTIC ET PRONOSTIC

Le diagnostic du diabète hyperchlorurique constitue aussi bien l'apanage du laboratoire que celui de la clinique.

Lorsque le clinicien a groupé les signes suivants : polydipsie, polyurie, asthénie et dessèchement général de l'organisme, au cours d'une néphrite, il serait déjà en mesure de pressentir le taux élevé des chlorures urinaires. Lorsqu'on a en main ces éléments, il semble qu'on doive déjà faire le diagnostic du diabète.

Mais ces divers signes n'ont rien de pathognomonique. La polyurie d'une néphrite a bien souvent son corollaire dans l'ingestion d'une égale quantité de boisson. Quant à l'asthénie, on la remarque chez tout malade alité. Seule la sécheresse des téguments et de la langue cadreraient plus difficilement dans une néphrite ordinaire.

C'est donc l'œuvre du laboratoire de préciser le syndrome en décelant l'hyperchlorurie. Ce phénomène constaté chaque jour, durant des mois entiers, tranchera nettement le diagnostic.

Mais l'épreuve de la chlorurie alimentaire, quand on pourra la pratiquer, constituera le vrai signe de certitude si elle est positive : nous la considérons comme possédant toute la valeur d'un bon signe clinique.

En résumé, le diagnostic de cette affection ne saurait être porté qu'à la longue. Il s'étayera avant tout sur les signes urinaires : taux élevé des chlorures et décharge chlorurée provoquée par l'épreuve alimentaire.

∴

AVENIR DU MALADE. — PRONOSTIC

Quel pronostic peut-on formuler pour une néphrite qui présente le syndrome en question ?

L'état du rein et des autres organes permet de répondre en partie à cette question. Quant aux pertes chloruro-sodiques de l'organisme, elles ne peuvent qu'assombrir le tableau.

Dans la première observation, la recherche des divers éléments de pronostic obligeait le clinicien à être très réservé sur l'évolution probable de la néphrite.

Le dosage de l'albumine supérieure à 6 gr. et celui des phosphates dont le taux baissait, indiquaient déjà des lésions avancées, quoique l'urée se maintînt au taux normal.

L'épreuve du bleu de méthylène et du salicylate de soude marquait une imperméabilité très nette pour ces substances. Dans une expérience, le bleu ne parut pas dans l'urine, dans l'autre, il ne passa qu'en très petite quantité et par intermittences. Quant au salicylate de soude, un quart seulement fut éliminé le 18 janvier et un cinquième le 18 mars.

La phloridzine n'amena jamais de glycosurie, ce qui est d'un mauvais pronostic, pour M. Teissier.

La méthode cryoscopique de Claude et Balthazard (11 *bis*), permit d'établir un schéma d'insuffisance rénale très accentuée. Les valeurs de $\frac{\Delta V}{P}$ oscillent autour de 3.000, $\frac{\delta V}{P}$ est trop bas et $\frac{\Delta}{\delta}$ qui ne devrait pas dépasser 1.60 évolue autour de 3 et s'élève jusqu'à 3.13 et 3.38.

Cette hausse du rapport $\frac{\Delta}{\delta}$ indique en somme la faible part que prennent les molécules élaborées dans les constituants urinaires. C'est la traduction schématique de l'urinémie. Claude et Balthazard y voient l'indice d'un état grave, à pronostic très sombre, pour peu que le coefficient ne baisse pas durant quelque temps.

Or, dans cette observation, le rapport s'est légèrement rapproché de la normale, lorsque l'état du malade s'est amélioré (février et mars) sous l'influence des soins hospitaliers, mais il n'a pas tardé à remonter durant les semaines qui ont précédé la mort, alors que les signes d'urémie étaient le plus accusés.

Il a représenté d'une façon très exacte la gravité de l'état du malade et permis de prédire l'issue fatale à brève échéance.

* * *

Ne pourrait-on pas établir un pronostic à l'aide de la chlorurie expérimentale alimentaire ? Si l'on s'en rapporte aux travaux de Claude et Mauté (16), le pronostic, dans le cas de ce malade, eût été favorable. Selon ces auteurs, lorsque $\frac{\Delta}{\delta}$ s'élève à la suite de l'épreuve, les lésions sont peu graves et bien supportées. Or, tel est bien le fait pour notre malade. Mais si nous examinons de près les expériences, nous constatons que la première a été pratiquée sans soumettre le malade au régime lacté, précaution prescrite par Claude et Mauté. En outre, on avait affaire à un sujet dont l'élimination chlorurée spontanée est déjà très intense. Il est probable que la méthode de pronostic de ces auteurs ne convient pas aux cas de ce genre.

En revanche, le pronostic chez ce malade pouvait être confirmé par la suite des événements, en interprétant les résultats de l'épreuve alimentaire, d'après la méthode de M. J. Teissier (21). Cet auteur a montré que les chiffres fournis par la cryoscopie devaient être rapprochés de l'état du cœur et de la pression artérielle.

Dans le cas en question on a le schéma suivant :

Chlorurie + + ;	Pression artérielle +,
Diurèse moléculaire totale —,	$\frac{\Delta}{\delta}>$ que la normale.

Or, ce type correspond précisément à l'un de ceux que M. Teissier a désignés comme d'un pronostic grave.

La cryoscopie et l'épreuve de la chlorurie alimentaire — à condition de savoir en interpréter les résultats — ont donc permis de prévoir dans ce cas l'évolution que suivrait le malade.

* * *

Dans la deuxième observation, en revanche, il semble à première vue que la cryoscopie et l'épreuve des chlorures, constituaient des éléments faux pour établir le pronostic. Le coefficient $\frac{\Delta}{\delta}$ s'est superposé durant toute l'évolution de l'état morbide, avec la normale. D'après la méthode Claude et Balthazard, le pronostic tiré de la cryoscopie était très favorable.

Suivant Claude et Mauté, on formule une conclusion semblable en étudiant le résultat de l'épreuve chlorurée, mais le cas, étant analogue au précédent, ne doit pas être interprété selon les vues de ces auteurs.

La méthode de M. Teissier, devant le schéma suivant:

Chlorurie +, Pression +,

Diurèse +, $\frac{\Delta}{\delta} = N.$

porte un pronostic satisfaisant. Et cependant, un état très grave n'a pas tardé à apparaître.

Il est bien évident que ces méthodes ne prétendent pronostiquer que l'avenir du rein. Cet organe, par ses lésions peu avancées, tenait en puissance une longue survie pour le malade. Malheureusement, le poumon est le siège d'une tuberculisation avancée. L'appétit a disparu. Il se produit des hémoptysies. L'état du poumon métamorphose le pronostic qu'on aurait pu établir d'après le rein.

*
* *

Quelle que soit la méthode employée pour lire les résultats de l'expérimentation, le pronostic doit être favorable chez le troisième malade. Le schéma est le suivant:

Chlorurie +, Diurèse +,

Pression +, $\frac{\Delta}{\delta} < N.$

Il est regrettable d'ignorer ce qu'est devenu ce sujet. Les recherches que nous avons poursuivies pour le retrouver sont demeurées vaines. (V. Bibliographie.)

*
* *

La cryoscopie permet d'établir pour l'observation IV le schéma suivant :

Chlorurie + + ; Pression artérielle — ;

Diurèse moléculaire totale —, $\frac{\Delta}{\delta} > N$.

D'après la méthode Teissier, cette combinaison tient le milieu entre celles qui sont satisfaisantes et celles dont le pronostic s'aggrave.

*
* *

Le pronostic des brightiques qui se déchlorurent s'étayera donc sur l'état d'intégrité de tous les appareils de l'économie.

Mais l'appauvrissement chloruro-sodique lui imprime en outre une nuance spéciale. Ces malades, de par ce phénomène, offrent une grande prise aux états infectieux.

Les expériences de Lesné et Richet (33) dont MM. Achard (39), Widal et Javal (51) admettent les conclusions, démontrent que « l'abondance du chlorure de sodium diminue la toxicité des poisons ».

Laubry (26), élève d'Achard, a observé que dans bien des pyrexies, dans la pneumonie surtout, il existe une rétention chlorurée dont l'intensité se superpose à celle de l'affection. Il s'ensuit que l'organisme lutte contre l'infection par l'hyperchloruration.

Survienne chez les rénaux en question une pyrexie tant soit peu intense : ils se verront privés d'une arme sérieuse dans la lutte contre les toxines, et pour peu que l'émonctoire rénal soit sérieusement lésé, ces malades sont voués à l'issue fatale.

CHAPITRE IV

PATHOGÉNIE ET NATURE DU SYNDROME

L'analyse des faits nous porterait à croire, à première vue, que le diabète hyperchlorurique n'est qu'une modalité particulière de la manifestation clinique de la néphrite.

Dans le troisième cas que nous présentons, il est frappant, par exemple, de constater l'apparition du syndrome sous l'influence de la néphrite, et la disparition contemporaine des deux affections.

Nous avons déjà exprimé la possibilité de trouver, dans la généralité des néphrites, la plupart des signes du syndrome. Quant à l'hyperchlorurie, on l'expliquerait très aisément, grâce à l'hypothèse de Koranyi.

Selon cet auteur, l'eau et les chlorures pénètrent dans le tube urinifère, au niveau du glomérule, pour revenir dans la circulation sanguine au niveau des tubuli. A ce niveau, il y a échange, molécule à molécule, entre les molécules élaborées qui pénètrent dans le tube urinifère et celles de NaCl, qui en sortent, pour rentrer dans le torrent circulatoire.

De la sorte, chez nos malades, l'eau et les chlorures, sous l'influence de la haute pression sanguine, s'échappent en abondance dans le tube urinifère, au niveau des glomérules altérés. Arrivés dans les tubuli, ils sont impuissants à retourner dans le système sanguin, grâce aux lésions des tubuli. Ainsi se constitue l'hyperchlorurie.

Le raisonnement que nous exposons n'est pas une simple vue de l'esprit. Les constatations de l'autopsie faite chez le premier malade établissent que les lésions sont aussi bien glomérulaires qu'épithéliales.

On se trouverait donc en présence « d'un filtre percé », l'expression pittoresque de M. Bard s'appliquant aux lésions glomérulaires et non aux lésions parenchymateuses. Le filtre glomérulaire serait « percé » et le filtre épithélial « bouché ». Et pour concilier avec cette interprétation une chlorurie aussi intense que celle du diabète, il faudrait encore admettre que ces lésions établies en sens contraire dans les deux régions du tube urinifère se trouvent très accusées.

En se basant, non plus sur l'anatomie pathologique, mais sur les résultats de la phloridzine et du bleu de méthylène, dans les troisième et quatrième observations, on peut expliquer l'hyperchlorurie d'une façon plus simple encore, sans faire appel à la théorie de Koranyi. Dans ces deux observations, l'élimination retardée du bleu de méthylène et la glycosurie positive par la phloridzine, sont en faveur d'une lésion glomérulaire, avec intégrité des épithéliums. On conçoit ainsi très bien que le glomérule « percé » laisse passer à un taux anormal le chlorure de sodium.

On n'est donc pas embarrassé pour expliquer le syndrome par les lésions rénales.

Malgré tout, l'hyperchlorurie se distingue par son extrême rareté au cours de la néphrite interstitielle. Achard et Lœper (18) ont noté que dans cet état morbide, la chlorurie siège au-dessous de la normale (autour de 4 à 5 grammes), quoique le rein soit perméable au sel. Les observations de ces auteurs, ainsi que d'autres, enregistrées par Claude et Burthe (19 *bis*) révèlent, d'autre part, que l'épreuve de la chlorurie alimentaire, loin de chasser un excédent de sel hors de l'organisme, abandonne à ce dernier une bonne part du sel ingéré.

Cette épreuve alimentaire, grâce aux effets qu'elle produit chez les malades que nous examinons, permet justement de restreindre l'importance de la néphrite, dans la pathogénie du syndrome. A côté de l'élément rénal, il faut placer l'état morbide des tissus en général, et voir aussi, dans la cause de l'affection, une maladie générale de la nutrition.

Nous avons déjà exposé en détail, le mode d'action du NaCl ingéré, ce sel traversant l'organisme à l'instar d'un aimant, qui attirerait à lui et emménerait hors de l'organisme le NaCl constitutif du protoplasma.

Pour obtenir un pareil résultat, ne faut-il pas qu'on se trouve en présence de tissus gravement altérés dans leur constitution et devenus inaptes à posséder le NaCl ? On se trouve donc en présence d'une véritable déchloruration de l'organisme, de même que dans d'autres cas on trouve une déperdition de phosphates ou d'oxalates.

En résumé, nous relevons deux facteurs pathogéniques du syndrome hyperchlorurique : d'une part l'élément rénal, d'autre part le rôle des tissus.

*
* *

Mais en quoi consiste cette diathèse des tissus ? Dans quelles conditions le chlorure s'échappe-t-il du protoplasma ?

La nature des rapports qui existent entre la matière protéique du sérum et ses chlorures n'est point encore élucidée. Certains auteurs, comme Achard et Widal, pensent à un simple contact physique. M. J. Teissier (21) a émis l'hypothèse d'une combinaison. C'est cette union chimique qui, d'après cet auteur, se dissocierait pour constituer le syndrome chlorurique, et cette proposition se baserait sur un fait clinique bien observé par M. Teissier (53) : la coexistence constante de l'hyperchlorurie et de l'albuminurie.

Nous exposons plus loin quelques expériences entreprises dans le but d'étayer l'hypothèse de liens chimiques entre l'albumine et le chlorure. Bien qu'ayant besoin, pour être absolument concluantes, d'être accompagnées d'un grand nombre de vérifications, elles permettent de croire, selon nous, à l'existence de rapports chimiques plus ou moins dissociables entre les matières protéiques du sérum et le chlorure de sodium.

*
* *

Nous avons été frappé par ce fait que dans les observations recueillies, le syndrome chlorurique ne s'est manifesté que sur un terrain tuberculeux. Nous aurions voulu rechercher expérimentalement si ce ne serait point l'œuvre dés toxines bacillaires d'effectuer la dissociation des combinés chloruro-protéiques du sérum. Le temps ne nous a point permis de travailler à résoudre ce captivant problème.

*
* *

TRAITEMENT

Nous sommes heureux d'avoir entrepris un travail qui permette de tirer de sérieuses conclusions, au point de vue thérapeutique.

Un praticien inexpérimenté ne serait-il pas tenté, en présence d'une déchloruration continue de l'organisme, de prescrire à son malade une alimentation chargée en sel ? L'exemple des phosphates prescrits aux tuberculeux, dans le but de compenser leur déminéralisation, l'y encouragerait vivement.

Et cependant, son œuvre serait aussi néfaste que celle de Piorry (48 *bis*), qui faisait ingérer du sucre aux diabétiques glycosuriques, se figurant ainsi qu'on devait essayer de rendre à l'économie le sucre qu'elle perdait.

Le traitement des rénaux, chez lesquels on découvre le syndrome hyperchlorurique, doit d'abord s'adresser à la néphrite (régime approprié : peu de lait, un peu de viande, pas de mets épicés, pas de bouillon, etc.). Quant à la question du sel, il est bien évident — de par les résultats de la chlorurie alimentaire — qu'il faut prescrire aux malades d'en user avec modération.

L'ingestion d'une grande quantité de boissons semble aussi augmenter la chlorurie.

Donc : syndrome diabétique hyperchlorurique = peu de sel, peu de boisson.

OBSERVATIONS

Observation I

(MM. J. Teissier et Paul Courmont. Soc. méd. hôp. Paris, 6 mai 1904.)

Col... Antoine, 46 ans, charcutier, salle Saint-Augustin, n° 24 (Hôtel-Dieu).

22 décembre 1902. — Le malade entre dans le service parce que, depuis quelques mois, il perd ses forces, a de fréquents et violents maux de reins, de la céphalée, et surtout urine très souvent et très abondamment et est en proie à une soif inextinguible.

Antécédents héréditaires. — Rien de notable.

Antécédents personnels. — Fièvre typhoïde à 13 ans. Pas de scarlatine. Pas de rhumatisme. Pas d'autre maladie fébrile; pas de bronchite ni d'hémoptysie. Pas ou peu d'alcoolisme. Il y a huit ans, chancre qui ne paraît pas avoir été syphilitique; en tous cas sans accidents secondaires consécutifs.

Depuis quelques années, douleurs lombaires assez fréquentes. Le malade les soigne par des vésicatoires; il en a mis plus de douze, les derniers tout récemment.

L'affection actuelle semble s'être accusée au printemps de 1902; à la suite d'un refroidissement (?) Col... eut des frissons, de violents maux de reins et garda le lit quelques jours. Il reprit ensuite son travail, mais ses forces déclinèrent assez rapidement; il a depuis quelques mois des céphalées fréquentes, mais pas les autres petits signes du brightisme, de la bouffissure de la face, un peu d'œdème malléolaire le soir. Il a pâli. Enfin il est survenu une soif vive, inextinguible : le soir avant de se coucher, il boit plusieurs litres de liquides (eau ou tisane) et certainement plus de 5 ou 6 litres dans les vingt-quatre heures. L'appétit est conservé, sans exagération. Constipation moyenne. Pas de troubles digestifs. Pas de phénomènes pulmonaires.

A son entrée. — Facies très anémié, pâle, avec un peu de bouffissure des paupières. Peau sèche et rugueuse.

Pas d'œdème des jambes (il en aurait eu un peu autour des malléoles le soir après la marche). Perte des forces et amaigrissement (66 kilogrammes). Les symptômes fonctionnels sont surtout d'ordre nerveux et urinaire.

Il se plaint d'une soif toujours très vive, d'une polyurie abondante avec pollakiurie, de céphalées assez violentes, avec agitation nocturne, inquiétude continuelle. Quelques crampes; pas d'autres petits signes de brightisme, pas de troubles sensoriels. Pas de troubles digestifs; un peu d'anorexie; constipation légère. Pas de polyphagie. Pas beaucoup d'essoufflement, même dans le travail; pas de palpitation; pas de symptômes pulmonaires.

Examen objectif. — Pas de symptômes pulmonaires.

Cœur un peu gros; pointe dans le cinquième espace, un peu en dehors du mamelon. Bruit de galop ébauché à la région mésocardiaque; pas de souffles; peu d'éclat exagéré du deuxième bruit à la base. Pas de souffles anémiques des jugulaires.

Pouls ample, régulier. — *Hypertension* 22 à 23 au sphygmomanomètre de Potain.

Pas d'induration des artères superficielles. Langue sèche, un peu saburrale. Estomac un peu dilaté; pas d'hypertrophie du foie ni de la rate. Pas d'ascite. Réflexes rotuliens normaux; pupilles normales.

Pas d'œdème des jambes.

Urines très abondantes, pâles, un peu louches. Albuminurie abondante.

Pas de sucre, pas de pigments biliaires.

Du *22 décembre* au *24 janvier*, régime ordinaire de la salle ; pas de lait ; en plus, le malade boit 3 litres de tisane et 1 ou 2 litres d'eau.

Durant toute cette période, on fait des analyses complètes de ses urines, le dosage des chlorures, la cryoscopie et les différentes épreuves de perméabilité.

24 janvier. — L'état est toujours le même ; aucune amélioration.

Persistance de la polydypsie, de la polyurie, de la céphalée.

Séro-diagnostic tuberculeux très positif.

On ausculte encore le malade, on ne trouve rien de net.

25 et 29 janvier. — Diarrhée légère. Col... se plaint toujours de céphalée, est agité, inquiet de son état, accuse toujours une soif très vive.

Régime lacté mitigé. — 1 litre 1/2 de lait (le malade refuse d'en prendre davantage), 2 potages, 2 litres de tisane.

5 février. — Légère amélioration par ce régime, un peu moins de polyurie et de polydipsie. Galop très net. Pression, 23 à 24.

15 mars. — L'amélioration continue : moins de polyurie ; moins de céphalée et d'agitation. Sur les instances du malade, on le met au régime suivant : 1 litre 1/2 de lait ; 5 bols de bouillon ou potages ; 1 litre de tisane ; 50 grammes de pain. Pas de viande, ni de légumes.

23 avril 1903. — La polyurie a un peu diminué (autour de 3 litres), la soif est moins vive, les céphalées moins fortes.

Urines toujours pâles et légèrement troubles.

A part cela état stationnaire. Malgré nous, le malade veut essayer de reprendre son travail, car il se sent un peu plus fort, et quitte l'hôpital.

24 juin 1903. — Le malade rentre à l'hôpital. Il n'a pu travailler ; n'a suivi aucun régime. Ses forces ont diminué sans aucun nouvel épisode morbide en dehors des symptômes déjà éprouvés. Mais presque tous les symptômes précédents sont exagérés, sauf la soif qui a disparu.

Amaigrissement de 7 kilogrammes, diminution des parties molles, visible surtout aux cuisses; son corps et ses jambes amaigris et toujours sans œdème font contraste avec sa face bouffie, avec œdème des paupières.

La peau est plus que jamais sèche, et dans les parties plus épaisses, fendillée et comme squameuse. Le malade se plaint de ne jamais transpirer.

Cœur. — Régulier, galop net. Hypertension.

Rien aux poumons.

Langue saburrale; diarrhée assez fréquente. Anorexie absolue.

Chose curieuse, la polydipsie a fait place à un dégoût pour presque toutes les boissons. Dégoût pour le lait, pour les potions salées qu'on essaie en vain de lui faire prendre pour la chlorurie expérimentale.

Vomissements et diarrhée assez fréquents.

Les troubles nerveux s'accentuent : céphalée, crampes, sensation de froid, de fourmillement. Diminution de la vue. Pas de myosis. Réflexes conservés. Pas de troubles auditifs.

Agitation continuelle. Il est impossible d'imposer un régime quelconque. Etat grave.

Les urines présentent toujours les mêmes caractères, mais ont diminué (2 lit. 500).

20 juillet. — L'état s'est progressivement aggravé. Cachexie véritable; diarrhée fréquente; vomissements parfois incoercibles. Céphalée. Anémie.

Poids 61 kilogrammes. Boit à peine un peu de lait.

Diminution des urines (1 lit. 500); *toujours pas d'œdème.*

Mort le 5 août.

Autopsie. — *Rein* droit microscopique, scléreux, très atrophié (poids 37 grammes), adhérence à la capsule; disparition presque complète de la substance corticale.

Rein gauche petit, moins atteint, mais présentant le même aspect (poids 110 grammes).

Foie un peu gras. *Rate* scléreuse.

Cœur gros (590 grammes), ne paraissant pas altéré à la coupe ; rien aux orifices. Rien à l'aorte ; pas d'athérome.

Poumons sains ; pas de tuberculose du parenchyme ; rien aux sommets ; mais *symphyse pleurale* gauche presque totale.

Examen histologique des organes.

Reins. — Fixation à l'alcool. Eosine hématéine.

Rein G. — Aspect de *néphrite interstitielle* très accusée. Entre les éléments glomérulo-tubulaires, tissu conjonctif abondant ; souvent riche en infiltration d'éléments embryonnaires indiquant une inflammation interstitielle en activité. *Endartérite* et *périartérite* très accentuées sur la plupart des vaisseaux qui sont très nombreux, à paroi très épaissie, à lumière étroite, quelquefois complètement obstruée.

Glomérules. — Certains sont entièrement sclérosés, d'autres en voie de transformation scléreuse, à des stades divers ; d'autres moins altérés ont un aspect normal. Mais dans tous les cas, la capsule de Bowmann, ou mieux le tissu conjonctif péricapsulaire forme toujours un anneau épais.

Tubes contournés. — Beaucoup ont un épithélium presque entièrement détruit ; dans d'autres les cellules ont notablement diminué de hauteur ce qui augmente la lumière ; elles sont altérées et les noyaux moins colorables. En quelques rares points, les tubes ont un aspect moins malade : cellules hautes, protoplasma granuleux et noyaux à peu près normalement colorés. Donc lésions très inégales.

Les autres canaux du tube urinifère sont plus lésés ; on note fréquemment dans leur lumière un cylindre hyalin coloré en rose orange par l'éosine.

En somme : *lésions diffuses ; interstitielles prédominantes ; artérielles très accentuées ; lésions glomérulaires très fortes mais inégales.*

Petit rein D. — Paraît entièrement perdu pour la fonction. La substance corticale est tellement réduite qu'il n'en reste presque plus de traces. Quelques glomérules sont encore visibles, les uns complètement, les autres inégalement sclérosés. Les tubes contournés ne sont plus représentés que par quelques îlots de cellules épithéliales, tassées les unes contre les autres, granuleuses, à noyau presque incolore, ayant perdu leur forme de revêtement tubulaire.

Les tubes urinifères sont représentés par des canaux à épithélium bas dont le noyau est très coloré. Leur lumière est pour tous obstruée par un gros cylindre hyalin coloré en rouge orangé. Ces tubes sont séparés par des bandes de tissu conjonctif adulte. Il existe en outre de grosses bandes scléreuses épaisses et denses, avec, en certains points, de l'infiltration embryonnaire, au sein de laquelle apparaissent des artères très altérées, souvent complètement obstruées, toujours à lumière très rétrécie.

Processus endo-périartérique très intense.

En somme : degrés extrêmes d'une néphrite à lésions diffuses interstitielles et parenchymateuses.

Cœur (fragment de la paroi du ventricule gauche). — Il existe peu de sclérose, du moins au niveau examiné.

Les fibres musculaires sont assez notablement altérées, souvent fragmentées, offrant des modifications de leur striation et particulièrement de leur striation transversale souvent peu visible et même invisible. Ces lésions ne doivent pas être anciennes étant donnée l'absence de troubles fonctionnels de myocardite pendant la maladie.

Observation urologique

I) *Analyses chimiques* (faites par M. Nicolas, docteur en pharmacie) en plus des examens chimiques faits au lit du malade.

	17 janvier (1er séjour).	18 janvier.
Volume des vingt-quatre heures	4.700	5.500
Réaction	acide	acide
Aspect	jaune pâle, un peu louche.	—

		gr.	gr.
Urée	Au litre	5 8	6
	En 24 heures	27 3	33 0
Chlorures	Au litre	5 8	5 5
	En 24 heures	27 3	30 25
Albumine	Au litre	1 2	1 75
	En 24 heures	7 7	9 62
Sérine		85 p. 100	79 p. 100
Globuline		15 —	21 —
Albumose		0	0
Nucléo-albumine		0	0
Sucre		0	0
Pigments biliaires		0	0
Mucine		0	0

Analyse du 15 mai (2e séjour).

Volume		5.000
Réaction		acide
Aspect		jaune très pâle un peu louche
		gr.
Urée	Au litre	4
	En 24 heures	20
Phosphates	Au litre	0 30
	En 24 heures	1 5
Chlorures	Au litre	5 5
	En 24 heures	27 5
Albumine totale	Au litre	1 20
	En 24 heures	6
Sérine		72 p. 100
Globuline		28 —
Nucléo-albumine		traces
Albumose		0

Pas de sucre ni de pigments biliaires.

Analyse spéciale de l'urée.

	gr.
Décembre, 24	15 42
— 27	27 18
— 29	18 76
— 31	13 15

Janvier,	7	21 06
—	16	17 38
—	17	17 39
—	20	33 6
—	23	15 8
—	26	15 7
—	27	15 6
—	30	19 8
Mars,	20	18
Mai,	15	20

Analyses spéciales des chlorures (voir le tableau de cryoscopie).

Hyperchlorurie variant de 15 à 35 grammes.

II) *Examen microscopique du dépôt.*

15 mai 1903. — Quelques globules rouges; globules blancs nombreux. Cylindres hyalins nombreux. Pas de cylindres épithéliaux ni granuleux.

Tableau indiquant le volume urinaire, le taux des chlorures et les valeurs cryoscopiques.

DATES	VOLUME	CHLORURE par litre	CHLORURE Totaux	Δ	$\frac{\Delta V}{P}$	$\frac{\delta V}{P}$	$\frac{\delta V}{P}$
24 Décembre	2550	3.2	8.16	50	»	»	»
25 —	4000	4.7	18.1	47	2813	1110	2.53
27 —	3650	4.5	16.42	58	3164	1679	1.88
29 —	3400	5.5	18.7	64	3254	1561	2.08
31 —	4500	6.1	27.4	50	3363	879	3.81
2 Janvier	4000	4.8	19.2	54	3228	1493	2.16
5 —	4300	6.3	27.1	57	3663	1193	3.01
6 —	4500	5.5	24.7	56	3766	1510	2.49
7 —	4500	6.1	27.4	54	3547	1123	3.15
8 —	4500	5.9	26.5	60	3941	1596	2.46
9 —	4000	6.5	26	54	3153	856	3.67
10 — . } NaCl, 10 grammes.	4600	6.7	30 8	55	3693	971	3.80
11 — . } (Chlorurie expér.)	5800	6.3	36.5	56	4741	1514	3.13
12 — . }	4600	7 5	35.5	56	3760	713	5.27
13 —	5100	6.6	33.6	54	4020	1047	3.85
14 —	5300	6.1	32.3	58	4487	1632	2.74
15 —	5500	6.1	33.5	54	4335	1372	3.15

DATES	VOLUME	CHLORURE		Δ	$\frac{\Delta V}{P}$	$\frac{\Delta}{\delta}$	$\frac{\Delta}{\delta}$
		par litre	Totaux				
16 Janvier	4950	4.6	22.8	59	3402	1797	1.94
17 —	4700	5.8	27.2	50	3514	1086	3.48
20 —	4800	5.5	26.4	56	4018	1610	2.05
22 —	5000	5.5	27.5	48	3587	1079	3.38
23 —	5100	5.6	28.5	51	3797	1274	2.98
24 —	4800	5.1	24.4	52	3643	1482	2.45
26 —	4500	5.8	26.1	56	3678	1373	2.67
27 —	5800	5.2	30.1	50	4233	1568	2.69
28 —	5700	5.2	29.6	58	4826	2208	2.18
30 —	4400	5.2	22.8	57	3661	1640	2.23
31 —	3500	6.7	23.4	64	3270	1199	2.72
1er Février	3825	6,8	26.01	58	3238	941	2.44
2 —	4400	5.2	22.8	58	3725	1704	2.18
4 —	4000	5.4	21.6	61	3562	1654	2.15
6 —	4050	5	20.2	59	3488	1649	2.11
9 —	3420	5.1	17.4	66	3295	1754	1.87
4 Mars	3800	5	19	62	3439	1761	1.95
10 —	3300	5	16.5	58	2774	1409	1.96
14 —	3200	5.3	16.9	64	2992	1492	2
16 —	3000	5.6	16.8	58	2540	1056	2.04
17 —	3200	5.9	18.8	60	2802	1135	2.06
18 —	3200	4.4	14	59	2756	1512	1.82
19 —	3680	5	16	58	3048	1458	2.08
24 —	3000	5	15	60	2627	1282	2.03
25 —	3700	5	18.5	62	3324	1689	1.96
28 —	2700	3.7	9.9	62	2426	1717	1.57
30 —	3100	5.1	15.8	56	2515	1118	2.25
1er Avril	2800	5.1	14.2	64	2597	1335	1.94
2 — } NaCl, 10 grammes.	3100	4.2	16.1	62	2785	1516	1.83
3 — } (Chlorurie expérim.)	3300	5.3	20.1	64	3083	1525	2.02
4 — }	3800	6.3	23.9	60	3328	1342	2.47
6 —	3500	5	17.5	63	3218	1673	1.92
7 —	3000	5.7	17.1	62	2715	1205	2.2
15 Mai	5000	5.5	27.5	60	4379	1930	2.26
7 Juillet	1600	5.4	8.64	65	1664	827	2.01
8 —	2700	6.5	17.55	64	2764	1066	2.59
9 —	1800	6.8	12.24	63	1814	629	2.88
10 —	2200	5.1	11.22	65	2280	1202	1.89
11 —	2700	6.7	18.09	68	2937	1186	2.47
12 —	2900	6.7	19.43	64	2969	1089	2.72
13 —	2500	3.9	15.75	66	2640	1115	2.36
15 —	2300	6.3	14.49	66	2419	1026	2.35
16 —	2400	6.7	16	66	2534	978	2.59
17 —	2300	6.7	15.4	67	2465	974	2.53
18 —	2500	6	15	64	2560	1108	2.31
20 —	1500	6.6	9.9	72	1756	782	2.24
21 —	1350	6.3	8.5	66	1448	612	2.36
22 —	500	6.8	3.4	77	626	291	2.14

III) *Epreuves de fonctionnement rénal.*

Les épreuves ont été faites à deux périodes : une fois en décembre, janvier ; le malade était au régime ordinaire ; une autre fois par comparaison en mars (régime lacté mitigé ; et en période d'amélioration légère).

Phloridzine (*15 janvier* et *25 mars*). — Injection sous-cutanée de 1 cc. de la solution titrée.

Aucune élimination de sucre.

Bleu de méthylène. — Injection intra-musculaire de 1 cc.

16 janvier. — Aucune élimination.

26 mars. — Elimination à rythme continu polycyclique, avec élimination retardée (1 h. 1/2 seulement après l'injection), maximum, 3 h. 3/4 après l'injection et 33 heures après, et cessation de l'élimination au bout de 106 heures. Pas d'élimination sous forme de chromogène.

Salicylate de soude. — Injection intra-musculaire de 2 cc. d'une solution à 15 %.

17 janvier. — Début de l'élimination, 1 h. 1/2.
Maximum, 6 h. 1/2.
Disparition, 9 h. 1/2.

Quantité éliminée : un quart de la dose injectée.

30 mars. — Début, 2 h. 1/2 ; maximum, 5 h. 1/2 ; disparition, 10 heures ; quantité éliminée, un cinquième de la dose injectée.

Chlorurie alimentaire (voir le tableau) .

Première épreuve, les 10, 11 et 12 janvier : 10 grammes de NaCl en potion, chaque jour en plus du régime.

Résultats : Polyurie exagérée.
Augmentation des chlorures urinaires pendant six jours (201 grammes en six jours).
Augmentation de $\frac{\Delta V}{P}$
Etat stationnaire de δ

Augmentation extraordinaire de $\frac{\Delta}{\delta}$ c'est-à-dire du schéma d'insuffisance rénale.

Deuxième épreuve. — 2, 3 et 4 avril.

Mêmes résultats, moins marqués.

IV) *Cryoscopie.*

Les résultats (voir le tableau) peuvent se résumer ainsi :

Diurèse moléculaire totale $\frac{\Delta V}{P}$ d'abord augmentée, supérieure à 3.000, puis diminuée les derniers mois où elle oscille autour de 2.000.

Diurèse moléculaire élaborée $\frac{\delta V}{P}$ très diminuée : autour de 1.500.

Coefficient $\frac{\Delta}{\delta}$ très élevé au-dessus de la normale, durant toute la maladie.

Schéma d'insuffisance rénale vraie et permanente.

Observation II

(Observation IV de la thèse de Burthe, Paris 1902.)

M..., 56 ans, journalier. Entré le 1er mars 1902 à la Pitié, salle Mouneret, n° 2.

Antécédents héréditaires. — Père mort à 87 ans. Mère morte à 81 ans. Deux frères bien portants. Une sœur morte d'érysipèle charbonneux. Un frère mort d'une chute. Est le plus jeune.

Antécédents personnels. — Rougeole à 10 ans. A eu les pieds gelés en 1870. Il y a un an est entré à la Pitié, dans le service de M. Petit, où il a été soigné pendant quinze jours pour un mal de Bright; puis est passé chez M. Robin, même maladie, même durée. Au mois de juillet 1901, était au n° 1, salle Mouneret. Est sorti chaque fois bien portant.

Il y a environ deux semaines, a été repris de maux de tête. Etouffements après ses repas. Croyant qu'il avait de l'albumine dans ses urines, comme dans les occasions précédentes, vient consulter le 28 février et entre sur le conseil qui lui en est donné.

Actuellement le malade se plaint de pesanteur plutôt que de douleur d'estomac; un peu de pituite le matin. L'appétit est conservé, mais il ne mange pas par crainte de cette douleur. *Soif augmentée.*

Céphalée frontale continue la nuit et le jour, d'où insomnie. Démangeaisons, surtout aux mains.

A eu quelques vertiges, l'année dernière, allant même jusqu'à déterminer des chutes, mais pas cette fois-ci.

Sensation de doigt mort : même remarque et engourdissements.

Examen. — Facies légèrement congestionné. Purpura et varicosités capillaires aux membres inférieurs. Les téguments sont froids, quoique le malade ne s'en plaigne pas et éprouve au contraire toujours une sensation de chaleur.

Pouls. — 64, fort, légèrement bondissant.

Cœur. — Bruit de galop, 2e bruit clangoreux à la base.

Foie. — Déborde légèrement.

Vue. — Affaiblie. Mouches, taches noires, un peu de conjonctivite. Epiphora.

Urines. — Jaunes, ambrées, claires. Légèrement acides. Traces d'albumine.

Régime lacté : 3 litres. Poids 54 kil. 600.

4 mars. — A dormi cette nuit, la première fois depuis son entrée. Céphalée un peu diminuée.

5 mars. — Pas de céphalée. Engourdissement complet des doigts des deux mains durant environ deux heures le matin; quelques crachats rouillés. Plus d'épiphora. La vue reste trouble.

6 mars. — A eu quelques vertiges au jardin. La vue s'éclaircit.

7 mars. Un peu de constipation.

8 mars. — Plus de céphalée.

9 mars. — Mange un œuf, 200 grammes de pain et du riz.

12 mars. — Un peu de viande.

13 mars. — Pression, 16. Régime : 2 œufs, 200 grammes de pain, 100 grammes de viande. 9 h. 3/4, injecté dans la fesse gauche, 1 cc. de la solution à 1/20 de bleu de méthylène.

15 mars. — Céphalée, bruit de galop, brouillards oculaires persistent. Aujourd'hui, même régime lacté.

18 mars. — NaCl, 10 grammes.

19 mars. — Pouls, 66. Pression, 21.

22 mars. — Depuis hier, malaise, faiblesse, insomnie. Léger bruit de galop, points noirs devant les yeux. Pouls, 72. Pression 19,5.

23 mars. — Supprimé les bains, le lavement, le NaCl. A mangé comme tout le monde. Urines, 3.100. D, 1.100. Traces d'albumine non mensurables.

24-25 mars. — Rien de nouveau.

26 mars. — Sort à 10 heures du matin. Pouls, 80. Pression, 19.

Résultats de l'injection du bleu de méthylène

13 mars. — 9 h. 3/4. Injection de 1 cc. de solution au 1/20.

10 h. 1/2. Teinte verdâtre chromogène.

11 heures. Teinte moins marquée. Urines presque jaunes.

11 h. 1/2. Belle teinte vert émeraude.

12 heures. *Id.*

2 heures. Jaune presque normal. Chromogène.

4 heures. Vert jaunâtre.

6 heures. Comme à 11 h. 1/2.

8 heures. Comme à 2 heures; un peu moins claires.

10 heures. Exactement pareil au précédent.

14 mars. — Minuit. Tous quatre exactement semblables.

2 heures. Vert clair.

4 heures. Teinte faible.

6 heures. Teinte limpide.

11 heures, 1 heure, 3 heures, 5 heures, 7 heures. Jaune tirant sur le vert.

9 heures. Vert franc.

11 heures. Jaune. Puis gamme croissant vers le vert jusqu'à 7 heures du matin. le 15.

15 mars. — Les urines de la journée sont jaune verdâtre jusqu'à 7 heures du soir. Un peu troubles à partir de 7 heures du soir, elles s'éclaircissent en devenant plus franchement vertes jusqu'au matin du 16. Maximum, 5 heures du matin, le 16.

16 mars. — Celles de 7 heures sont presque pareilles.

Toute la journée du 16, les urines sont teintées en vert, mais très légèrement, pour se terminer le 17, à 7 heures du matin, dernière émission teintée.

Chaque maximum a été suivi immédiatement d'un minimum. Début dès le premier verre recueilli.

Quantité : 3 litres, de 9 heures du matin le 14 à 9 heures du matin le 15.

7 août. — Le malade rentre pour un chaud et froid qu'il a attrapé il y a six semaines, et à la suite duquel il tousse. A perdu l'appétit.

Expectoration abondante et purulente. Aucun nouveau symptôme du côté du rein sauf la polydipsie. Fièvre. Foyer de ramollissement entouré d'une formation fibreuse dans la fosse sous-claviculaire gauche. Pas de bruit de galop. Température : 39°.

12, 13, 14 août. — Température : 40°.

19 août. — Quelques crachats sanguinolents depuis hier.

20 août. — Hémoptysie assez violente nécessitant l'emploi de la glace.

21 août. — Cœur, faux pas. Pouls, 102. Pression, 10.

22 août. — Le malade dont l'état s'aggrave rapidement quitte l'hôpital.

Tableau indiquant le volume urinaire, le taux des chlorures et les valeurs cryoscopiques.

DATES	VOLUME	CHLORURE Litre	CHLORURE Totaux	Δ	$\frac{\Delta V}{P}$	$\frac{\delta V}{P}$	$\frac{\Delta}{\delta}$
4 mars.	1500	3.9	5.85	70	1800	1300	1.38
5 —	3000	6.97	20.91	97	5400	3100	1.74
6 —	2000	5.58	11.16	96	3600	2400	1.50
7 —	3000	7.44	22.32	130	7250	4800	1.50
8 —	2100	5.39	11.31	94	3750	2419	1.55
9 —	3000	7.16	21.48	115	7200	4500	1.60
10 —	3000	6.69	20.07	97	5400	3000	1.80
11 —	2100	6.88	14.44	111	4300	2700	1.50
12 —	2500	7.5	18.75	107	5250	3000	1.75
13 —	2700	9.5	25.85	108	5500	2400	2.20
14 —							
15 —	1100	9 8	10.76	150	3000	1500	2.00
16 —	3000	7.72	23.16	116	6500	3600	1.80
17 —	2500	7.72	19.3	132	6250	3900	1.62
18 — } NaCl	3100	7.13	22.1	78	4600	2100	2.19
19 — } 10 grammes	3100	10.49	32.52	110	6400	2700	2.37
20 — } Chlorurie	3100	10.49	32.52	107	6300	2100	3.00
21 — } expérimentale	3200	10.79	35.53	108	6400	1900	3.42
22 — }	3500	10.99	38.46	104	6500	2100	3.06
23 —	3100	7.62	23.62	117	6750	4200	1.59
24 —	2000	9.11	18.22	118	4400	2400	1.83
25 —	2400	8.71	20.9	107	4800	2100	2.28
26 —	2500	10.69	26.78	123	5600	2400	2.33

Observation III

(Bulletin de la Soc. Méd. des hôp. de Lyon, 31 mai 1907. MM. J. Nicolas et Paul Courmont.)

Le malade a fait plusieurs séjours à la clinique du professeur Bondet. C'est pendant son troisième et dernier séjour (décembre 1904 à mars 1905) que nous avons observé ce syndrome particulier.

Diagnostic. — Paludisme. Alcoolisme. Saturnisme. Pleurésie séro-fibrineuse droite avec épanchement. Pachypleurite.

Polydipsie. Polyphagie. Pollakiurie. Polyurie. Albuminurie infinitésimale et intermittente. Grosse hyperchlorurie. Perméabilité rénale variable, mais suffisante.

Boul... Th., 52 ans, peintre. Salle Saint-Augustin (Hôtel-Dieu), n° 36. Le malade entre à l'hôpital le 13 décembre 1904 pour de la faiblesse générale, un peu de toux et une douleur siégeant dans la région lombaire droite.

Antécédents héréditaires. — Mère morte à 62 ans d'affection chronique des poumons.

Antécédents personnels. — Pas de maladies dans l'enfance.

A l'âge de 32 ans (il y a vingt ans), il partit par engagement faire la campagne du Tonkin. Il resta ainsi dix ans aux colonies, soit au Tonkin, soit en Algérie. Pendant son séjour au Tonkin, il contracta les fièvres paludéennes et eut de fréquents accès.

A son retour en France, il reprit son métier de peintre, et il y a quatre ans et demi, il eut une première crise de coliques de plomb traitée par l'eau-de-vie allemande et guérie en quinze jours. Il y a trois ans, seconde crise de coliques de plomb, traitée de la même façon et guérie en dix jours.

Gros alcoolisme (œnilisme, éthylisme et absinthisme),

surtout pendant son séjour aux colonies et depuis son retour.

Le malade dit ne pas s'enrhumer facilement en hiver. Mais il y a un mois (janvier 1904) il eut une pleurésie droite, *a frigore*, avec épanchement moyen. La période aiguë de cette pleurésie ne fut pas de longue durée, mais on fut obligé d'évacuer peu à peu le liquide pleural par des ponctions répétées, car la résorption ne s'effectuait pas spontanément.

Le malade a présenté pendant toute la période de convalescence une assez forte polyurie accompagnée de légère albuminurie.

Le malade, revu en juin, a toujours un peu de polyurie (2 litres par jour), mais son albuminurie a disparu.

Etat actuel. — Le malade se plaint d'une faiblesse générale qui l'empêche de travailler. Il souffre d'une douleur pas trop vive siégeant dans la région lombaire droite : cette douleur est continue ; elle est exagérée par la palpation et par les respirations profondes.

Le malade mange beaucoup et a toujours faim ; il boit énormément et a constamment soif.

Quelques maux de tête de temps à autre. A part cela, pas de cystite et autres phénomènes nerveux ressemblant aux petits signes du brightisme de Dieulafoy.

Pas de bouffissure de la face, jamais d'œdèmes, même après les travaux pénibles. Le malade urine souvent et en quantité considérable.

Il tousse depuis une dizaine de jours ; expectoration muqueuse ; il se plaint de tousser et de cracher surtout la nuit et le matin.

Examen objectif (aux poumons). — Au sommet droit, la respiration est diminuée avec une expiration un peu soufflante et de l'exagération des vibrations vocales et un peu de submatité : tout cela tend à prouver une légère induration du poumon au sommet droit. A la base droite, on entend bien la respiration, néanmoins le murmure vésiculaire est peut-être un peu moins net qu'à gauche.

Dans tout le poumon droit, on entend de petits râles ronflants et sibilants de bronchite légère et diffuse.

Au poumon gauche, rien de particulier.

Au cœur. — Le cœur est gros, la pointe est presque dans la sixième espace et un peu en dehors du mamelon. Dans la région mésocardiaque, on entend, à l'auscultation, un rythme un peu anormal pouvant faire penser au galop. Pas de souffle cardiaque.

Pouls dur et régulier. Tension exagérée oscillant autour de 21-23 au sphygmomanomètre.

Appareil digestif. — A part la polydipsie et la polyphagie, rien de particulier à noter. Pas de diarrhée, pas de constipation, bonne digestion, bonne langue.

Le *foie* est un peu gros et est douloureux.

Appareil urinaire. — Polyurie, pollakiurie ; le malade a eu des douleurs lombaires à droite, surtout après le travail.

Urines abondantes, décolorées et très faiblement albumineuses.

Température normale.

12 janvier. — Le malade va bien. Par le repos, ses douleurs lombaires ont disparu. Jusqu'à aujourd'hui, il a mangé tout ce qu'il a voulu, aussi bien en aliments salés qu'en liquide. A partir de ce matin, il est mis à un régime hypochloruré et sec.

31 janvier. — Le malade demande à reprendre le régime ordinaire ; il est donc remis au régime ordinaire, mais on l'engage à boire le moins possible.

Son état général est bon, sa bronchite a complètement disparu. Il éprouve toujours de la polyphagie et surtout le besoin de boire, mais il se retient le plus possible.

3 février. — Le cœur est gros, on entend toujours à l'auscultation de la région mésocardiaque un rythme anormal interprété soit comme un dédoublement du premier bruit

(M. Teissier), soit comme un bruit de galop (MM. P. Courmont et Chatin).

Pouls dur, régulier; tension, 22-24 au sphygmomanomètre.

Régimes alimentaires.

a) *Régime ordinaire.* — Du 13 décembre (entrée) au 11 janvier 1905, le malade ne suit aucun régime particulier; il mange et boit ce qu'il veut. Son alimentation journalière se compose :

		Liquide	NaCl
Pain	400 gr.	200	2,80
Viande rôtie	300 gr.	200	1,00
Légumes salés normalement	150 gr.	100	3,00
Soupes salées normalement	1500 gr.	1500	9,00
Vin	200 gr.	200	—
Tisane sucrée et autres boissons	2500 gr.	2500	—
		5200	15,80

Le malade ingère donc autour de 5 litres de liquides et 15-16 grammes de chlorures par jour.

Nota. Le malade dit ne jamais resaler les aliments qu'on lui donne, et ne pas manger de charcuterie et autres salaisons. Cependant il trouve les potages fades, alors que ses voisins lui disent que ces potages sont assez salés.

b) *Régime hypochloruré (relativement sec).* — A partir du 12 janvier jusqu'au 31, le malade est soumis au régime suivant :

Petit déjeuner.

		NaCl	Liquide
Lait	500 gr.	0,75	500

Déjeuner.

		NaCl	Liquide
Potage au riz et au lait (sans sel)	500 gr.	0,30	200
Pommes cuites à l'eau	200 gr.	—	100
Beurre frais	60 gr.	—	30
Œuf à la coque sans sel	N° 1	—	—
Viande crue	150 gr.	0,80	100
Pain	200 gr.	1,40	150
Lait	500 gr.	0,75	500

Dîner.

Potage au riz (sans sel) au lait....	500 gr.	0,30	200
Œuf à la coque sans sel.........	N° 1	—	30
Pain	200 gr.	1,40	150
Lait..........................	500 gr.	0,75	500
		6,49	2460

Le malade ingère donc 2 litres 1/2 de liquides et de 6-7 grammes de chlorures par jour.

c) *Régime ordinaire relativement sec.* — Il suit le régime ordinaire a, sauf qu'il ne prend pas de tisane et aucune boisson. Aussi ingère-t-il environ 3 lit. 1/2 de liquide, mais il prend 14-15 grammes de chlorure par jour.

Poids.

Nous avons fait régulièrement peser le malade et nous avons obtenu les résultats :

19 décembre 1904	69,600
6 janvier 1905.....................	75,200
9 —	75,000
11 —	75,700
14 —	73,200
17 —	73,400
19 —	73,500
21 —	74,000

Observation urologique.

Dates	Volume	CHLORURES		Matériaux totaux	Urée	Phosphates	$\frac{\Delta v}{}$	$\frac{\delta v}{P}$	$\frac{\Delta}{\delta}$	Albumine
		Litre	Jour							
16/12/06	3500	7.30	25.55	108.15	33.25	4.20	4325	2122	2.03	Traces
17 —	4000									
18 —	5000									
19 —	4300	8.40	36.02	132.60	70.95	3.01	7043	3929	1.79	Traces
20 —	5000									
21 —	5400	7.40	39.96	118.80	65.34	3.78	7138	3693	1.93	Traces
22 —	5000									
23 —	5000									
24 —	5500									
25 —	6500									
26 —	5500									
27 —	5600									
28 —	6000									
29 —	5500									
30 —	6000									
31 —	5500									
1/1/07										
2 —	6500									
3 —	6000									
4 —	5500									
5 —	5500									
6 —	5500	5.60	30.80	137.50	57.20	3.90	5558	3101	1.79	Absence
7 —	6300									
8 —	5500									
9 —	7300									
10 —	4600									
11 —	4500	5.90	26.55	100.30	48.60	4.41	4756	2651	1.79	Traces
12 —	5000									
13 —	4000									
14 —	3700	5.90	21.83	103.60	44.40		4360	2552	1.70	Traces
15 —	3600									
16 —	3500	4.90	17.15	106.40	43.05					Traces
17 —	3500									
18 —	3300	5.40	17.82	87.45	37.62	3.43	3866	2409	1.60	Traces
19 —	3900									
20 —	3500	5.00	17.50	101.60	37.10	3.29	3918	2300	1.70	Traces
21 —	4000									
22 —	3000									
23 —	2200	7.50	16.50	91.90						Traces
24 —	2700	6.80	18.36	95.40	39.42	3.46	4089	2651	1.57	Traces
25 —	3500	5.70	19.9							
26 —	3000	4.70	14.10							
27 —	3200	5.70	18.24							
28 —	3200	5.70	18.24	105.90	43.84	4.54	3934	2456	1.60	Traces
29 —	3300									
30 —	3200									
31 —	3300	6.90	23.87							Traces tr. faibles
1/2/07	3400	8.90	30.26							—
2 —	3300	5.50	18.15							—
3 —	3400	8.60	29.24							—

Dates	Volume	CHLORURES		Matériaux totaux	Urée	Phosphates	$\frac{\Delta v}{P}$	$\frac{\delta v}{P}$	$\frac{\ }{\delta}$	Albumine
		Litre	Jour							
4/2/07	3800	5.90	22.42	100.70	38.00	4.33	3902	2085	1.87	Présence dout.
5 —	3400									
6 —	2800	9.30	26.04							
7 —	3500									
8 —	3200									
9 —	3300	7.20	23.76	116.40	43.89	4.22	4281	2354	1.81	Traces
10 —	2900									
11 —	3200									
12 —	3000									
13 —	3500									
14 —	3000	7.10	21.30	99.30	36.60		4216	2489	1.69	Traces
15 —	3500									
16 —	3000									
17 —	3500									
18 —	3000									
19 —	3000									
20 —	3000									

EXCRÉTION URINAIRE DURANT LES DIFFÉRENTS RÉGIMES SUIVIS

a) *Régime ordinaire.* — Le malade absorbe 15-16 grammes de NaCl et environ 5 litres de liquide. Pendant ce régime nous avons :

1° La diurèse aqueuse a varié du 13/12/04 au 11/1/05 de 3.500 cc. à 7.300 cc. par jour avec un total de 135.000 cc. en 26 jours, ce qui fait *5.192* comme élimination moyenne par jour.

2° L'élimination globale des déchets urinaires (extrait sec) a varié de 93,40 à 137,50 par jour, avec une moyenne journalière de *116,50*.

3° L'élimination de l'urée a varié de 33,25-70,95 par jour, avec une moyenne journalière de *55,07*.

4° L'élimination des chlorures a varié de 25,55 à 39,96 par jour, avec une moyenne journalière de *31,77*.

5° L'élimination des phosphates a varié de 3,00 à 4,41 par jour, avec une moyenne journalière de *3,86*.

6° Le coefficient $\frac{\text{urée}}{\text{extrait sec}}$ qui est normalement égal à 1/2,50 a été égal pendant cette période $\frac{55,07}{116,50} = 1/2,12$.

7° Le bilan des chlorures $\left(\frac{\text{NaCl éliminé}}{\text{NaCl ingéré}}\right)$ qui normalement est voisin de 95 °/₀ a été égal à $\frac{31,77}{16} = 198$ °/₀.

8° Le coefficient $\frac{P^2O^5}{\text{urée}}$ qui normalement est de 1/9 a été égal à 1/10,26.

9° L'albuminurie a toujours été excessivement faible ou a fait défaut.

Pendant cette période, le malade a donc éliminé tout le liquide qu'il ingérait, l'excrétion de tous les déchets urinaires (sauf le NaCl) a été augmentée, mais cette augmentation étant proportionnelle pour tous ces éléments, est donc due uniquement à la polyurie aqueuse. Quant aux chlorures, le bilan des chlorures montre que leur élimination a bien augmenté et que l'organisme rend à peu près le double de NaCl que ce qu'il reçoit de la nutrition.

b) *Régime hyperchloruré relativement sec.* — Du 12/1/05 au 31/1/05, le malade absorbe de 6-7 grammes de NaCl par jour et environ 2.500 grammes de liquides ; nous avons observé :

1° La diurèse aqueuse a varié de 2.200-4.000 par jour, soit un total de 62.000 cc. en dix-huit jours, ce qui fait une moyenne journalière de *3.444* cc.

2° L'élimination globale des déchets urinaires (extrait sec) a varié de 87,45-106,40 par jour, avec une moyenne journalière de *98,75*.

3° L'élimination de l'urée a varié de 37,00 à 44,40 par jour, avec une moyenne journalière de *40,90*.

4° L'élimination des chlorures a varié de 14,00 à 22 gr. 00 par jour, avec une moyenne journalière de *17,96*.

5° Les phosphates ont varié de 3,19-4,54 par jour, avec une moyenne journalière de *3,68*.

6° Le coefficient $\frac{\text{urèe}}{\text{extrait sec}}$ a été égal à $\frac{40,90}{98,75} = 1/2,41$.

7° Le bilan des chorures $\left(\frac{\text{NaCl éliminé}}{\text{NaCl ingéré}}\right)$ a été égal à $\frac{17,96}{7}$ soit 256,57 °/°.

8° Le coefficient $\frac{P^2O^5}{\text{urée}}$ a été égal à $\frac{3,68}{40,90} = 1/11,11$.

9° L'albuminurie a toujours été aussi faible que précédemment.

Le malade, pendant cette période de régime hyperchloruré relativement sec a donc éliminé plus de liquide qu'il n'en ingérait, aussi le malade a-t-il maigri de plus de 2 k. 500, surtout les premiers jours; il est probable qu'ensuite son organisme s'est approprié à ce nouveau régime; cependant le malade fatigué par ce régime, réclame de reprendre le régime ordinaire.

Pendant ce temps, l'élimination des chlorures a été relativement plus considérable que précédemment, car le bilan des chlorures a bien augmenté. Le régime hyperchloruré n'est donc pas conseillé à ces malades.

c) *Régime ordinaire relativement sec.* — Du 31/1/05 à sa sortie, le malade, mis au régime ordinaire relativement sec, ingère 14-15 grammes de NaCl par jour et un peu plus de 3 litres de liquides. Nous avons observé :

1° La diurèse aqueuse a varié de 2.800 à 3.800 cc. par jour, soit une moyenne journalière de *3.266* cc.

2° L'élimination globale des déchets urinaires (extrait sec) a varié de 99,30 à 116,40, soit une moyenne journalière de *105 gr. 50.*

3° L'élimination de l'urée a varié de 36-44 grammes par jour, soit une moyenne journalière de *39,49.*

4° Les chlorures ont varié de 18-29 grammes par jour, soit une moyenne journalière de *24,38.*

5° Les phosphates ont varié autour de 4 grammes par jour, soit une moyenne journalière de *4,27.*

6° Le coefficient $\frac{\text{urée}}{\text{extrait sec}}$ a été égal à $\frac{39,49}{105,50} = 1/2,65$.

7° Le bilan des chlorures $\left(\frac{\text{NaCl éliminé}}{\text{Nacl ingère}}\right)$ a été égal à $\frac{24,38}{15}$ soit 1,62.

8° Le coefficient $\frac{PO^3}{\text{urée}}$ a éte égal à $\frac{4,27}{39,49} = 1/9,25$.

9° L'albuminurie a toujours été infinitésimale et même douteuse.

CRYOSCOPIE

L'étude cryoscopique montre qu'au moment de l'entrée de ce malade à l'hôpital, les diurèses moléculaires totales et élaborées étaient assez augmentées et que le taux des échanges avait une valeur très élevée dénotant un certain degré d'insuffisance rénale.

Puis, sous l'influence seulement du repos, nous voyons les diurèses moléculaires totales et élaborées augmenter beaucoup et le schéma d'insuffisance rénale disparaître.

On constate ensuite une diminution progressive des diurèses moléculaires totale et élaborée, le taux des échanges étant inférieur à la normale.

Pendant la période de régime hypochloruré et relativement sec (12-31 janvier 05), la diurèse moléculaire totale est encore élevée, mais beaucoup moins que précédemment (3.800-4.300). Il en est de même de la diurèse moléculaire élaborée (2.300-2.600). Quant au taux des échanges, il est satisfaisant, dénotant une bonne perméabilité rénale.

Pendant la période suivante, on constate les mêmes observations.

En résumé, l'étude cryoscopique nous a montré que ce malade avait toujours eu une diurèse moléculaire élevée supérieure à la normale; ainsi que la diurèse moléculaire élaborée, le taux des échanges a toujours été inférieur à la normale, sauf au moment de petites fatigues où l'on constatait un schéma d'insuffisance rénale tout à fait passagère.

ÉPREUVE DU BLEU DE MÉTHYLÈNE

Le 16 décembre 1904, injection intra-musculaire de 1 cc. de solution à 1/5 de bleu de méthylène, nous constatons : apparition du bleu (ou de son chromogène) une heure après l'injection ; premier minimum, deux heures et demie après l'injection, puis diminution et deuxième minimum vingt-six heures et demie après l'injection et durée très prolongée, car trois jours après l'injection, le malade urinait encore légèrement bleu verdâtre. Donc nous avons observé le rythme suivant :

1° Apparition retardée (1 heure) ;
2° Elimination polycyclique, continue ;
3° Durée très prolongée (72 heures) ;
4° Forme : bleu et chromogène ;
5° Quantité normale.

ÉPREUVE DE LA PHLORIDZINE

Le 16 décembre 1904, nous injectons également 1 cc. de solution à 1/20 de phloridzine, les urines recueillies de demi-heure en demi-heure pendant douze heures ; nous avons obtenu, après soigneuse défécation au liquide de courtonne une légère réduction de la liqueur de Fehling une heure après l'injection seulement.

Donc *épreuve de la phloridzine sensiblement négative.*

OBSERVATION IV (inédite)

R... Charles, 24 ans, jardinier. Service de M. Roque, salle Saint-Bruno, n° 15.

Entre le 13 janvier 1908, pour de l'albumine et des douleurs lombaires.

Parents inconnus. Elevé dans un orphelinat.

Fièvre muqueuse à 9 ans. A 19 ans, a fait un séjour à l'Hôtel-Dieu, dans le service de M. Lépine. Il est impossible de lui faire préciser la maladie qu'il a eue à ce moment. Il se souvient seulement qu'il a eu une éruption généralisée, pour laquelle on ne l'a pas isolé.

Pas d'éthylisme. Pas de blennorragie. Pas de spécificité. Il a perdu l'œil droit étant jeune, à la suite d'un coup de côuteau. N'a pas fait de service militaire.

Il y a six mois, à l'occasion d'un coup de froid qui le tint seulement deux jours au lit, un pharmacien, ayant analysé ses urines, y trouva de l'albumine. Le malade ne s'en était jamais douté et n'avait pas été soigné par des vésicatoires. Il urinait peu et les mictions étaient peu douloureuses. Pas d'œdème des jambes. Aucun autre trouble que des douleurs localisées aux reins. Il ne s'est cependant par arrêté dans son travail. Depuis lors, il a totalement supprimé le peu d'alcool qu'il prenait. Il n'a présenté jusqu'au début de l'affection actuelle aucun accident. On n'a plus analysé ses urines.

Depuis lors, il a remarqué qu'il urinait beaucoup et souvent, des urines peu claires et mousseuses, sans douleur à la miction et sans dyspnée. Il ne se lève cependant pas la nuit. Il a souvent des céphalées plutôt orbitaires, des fourmillements dans les jambes et la sensation nette de doigt mort. Pas de cryesthésie.

L'affection actuelle a débuté brusquement, il y a huit jours. Il fut pris, pendant son travail, à l'occasion du froid, de frissons très violents avec céphalée intense, envie de vomir, qui le forcèrent à s'aliter immédiatement. Pas de point de côté, pas d'épistaxis. Pas d'œdème des jambes. Perte presque complète de l'appétit, sensation subjective de fièvre et diminution énorme de la quantité des urines émises, qui devinrent très foncées. Ces phénomènes ont duré cinq à six jours : le malade a alors vu un médecin qui le fit entrer à l'Hôtel-Dieu, où, mis au lait, il va mieux depuis deux jours et urine beaucoup plus.

A l'entrée : malade à facies normal, à aspect vigoureux. Se dit assez affaibli. Rien à signaler à l'inspection. La langue est saburrale. Rien au pharynx qu'un peu de rougeur. Il se plaint cependant de dysphagie. Pas d'œdème.

Appareil circulatoire. — Il est impossible, à la palpation, de localiser la pointe. A l'auscultation, le maximum des bruits semble situé un peu bas. Le rythme est lent, mais régulier. Les bruits sont un peu assourdis. Le premier, surtout à la région susapexienne, est un peu allongé. Le second est normal. Rien à l'orifice aortique.

Tension, 12.

Au poumon. — Sommet suspect. Séro-réaction tuberculeuse (laboratoire de M. Arloing, 22/1/08), positive à 1/5, négative à 1/15.

Température, 37°3.

Urines pâles, abondantes. Disque d'albumine. Pas de sucre.

Exploration expérimentale. — Le bleu de méthylène apparaît deux heures après et met trois jours à s'éliminer.

Phloridzine amène la glycosurie.

Cryoscopie du 27 janvier $\frac{\Delta V}{P} = 3{,}193$.

$\frac{\delta V}{P} = 1{,}290 \quad \frac{\Delta}{\delta} = 2{,}40$.

Chlorurie spontanée et expérimentale.

(Depuis l'entrée, le sujet prend chaque jour 3 litres de lait soit 7 grammes de NaCl et 4 potages soit 2 grammes de NaCl. En tout : 9 grammes de NaCl.

Dates	Volume	NaCl en 24 h.	
20/I	3 litres	21 gr. 90	
21	3 litres	22 gr. 80	
22	2 l. 5	18 gr. 42	
23	3 litres	17 gr.	
24	3 litres	22 gr. 44	
27	3 l. 3	19 gr. 60	
28	3 litres	17 gr. 55	
29	3 l. 5	20 gr. 72	Potion avec NaCl 8 gr.
30	3 l. 5	27 gr. 65	
31	3 l. 5	28 gr. 70	
1/II	4 litres	27 gr. 12	

Dates	Volume	NaCl en 24 h.
2	3 l. 5	27 gr. 12
3	3 l. 5	28 gr. 66
4	3 l. 5	27 gr. 23
5	3 l. 5	26 gr. 6
6	3 l. 5	22 gr. 6

Observation V

Lyon Médical du 6 octobre 1907 (MM. Chatin et Philippe).

M... B..., 24 ans, teinturier, entré le 3 mai 1907, à la salle Saint-Augustin.

Antécédents héréditaires. — Père et mère morts à 45 et 42 ans de tuberculose pulmonaire. Neuf frères et sœurs vivants et bien portants.

Antécédents personnels. — Enfance délicate, aurait eu le carreau? Coqueluche, scarlatine à 7 ans. Ignore s'il a eu de l'œdème à la suite. Aucun symptôme de brightisme depuis lors.

Réformé à 21 ans pour faiblesse de constitution.

A fait quelques excès alcooliques (une ou deux absinthes par jour).

Blennorragie il y a trois ans, sans cystite, ni orchite.

Pas de syphilis.

Affection actuelle. — A débuté treize ou quatorze jours avant son entrée. Le malade prit froid, sortant tout en sueur de son travail.

Il ressentit un mal de gorge violent, des frissons violents, de la fièvre, et se mit au lit trois jours après avec des douleurs rénales très vives. Il constata à ce moment-là que ses urines contenaient du sang, qu'il urinait très peu, et il survient très rapidement, en même temps pour ainsi dire, de l'œdème généralisé, des vomissements incessants et une céphalée très forte, bref tous les symptômes d'une néphrite aiguë paraissant survenue sans autre cause que le froid.

A l'entrée, on constatait de l'œdème avec bouffissure de la face. Céphalée atroce et douleur lombaire très vive. Vomissements incessants. Urines rares, bouillon de bœuf. Rien au cœur. Rien aux poumons. Pas d'angine. Pas de fièvre.

Le malade fut traité par le repos au lit, la diète lactée absolue (trois litres de lait par jour), les émissions sanguines (sangsues aux lombes), et la théobromine (1 gr. 50 par jour).

Amélioration très rapide en trois ou quatre jours avec disparition des œdèmes et des symptômes d'allure urémique, céphalées et vomissements.

Le diagnostic fut celui de néphrite aiguë *a frigore*. Le mal de gorge du malade avait été assez léger et presque contemporain des premiers accidents. Peut-être cependant la néphrite est-elle d'origine angineuse?

On élimina la néphrite cantharidienne (le malade n'avait pas eu de révulsion cantharidienne); la néphrite syphilitique (le malade n'a eu aucun accident suspect au point de vue syphilis). Enfin la tuberculose, en évolution au moins, n'existe pas. Pas de lésion pulmonaire. Le séro-diagnostic a été fait; la réponse a été négative.

On élimina aussi l'hypothèse d'une poussée aiguë dans une néphrite chronique. Le malade, quoique ayant eu dans l'enfance la scarlatine, n'avait eu depuis aucun signe de mal de Bright. Il n'a pas d'hypertrophie du cœur; pas de bruit de galop. La tension est de 16.

Voici les résultats fournis par l'examen des urines. Ils sont différents dans les deux périodes de la maladie : la première ayant été caractérisée par de grands œdèmes, de la céphalée et des vomissements avec oligurie; la seconde ayant eu pour caractéristique la disparition des œdèmes et des symptômes dits urémiques accompagnant une polyurie notable.

Les urines du premier jour contiennent avec une quantité réduite de 500 grammes, 0,20 centigr. d'albumine,

1 gr .10 de chlorure en vingt-quatre heures, et 14 gr. 85 d'urée en vingt-quatre heures.

Il faut dire que le malade ne s'alimentait pour ainsi dire pas, ayant des vomissements incessants.

L'examen microscopique révélait quelques rares cylindres granuleux, quelques globules blancs et rouges et de grandes cellules pavimenteuses, de l'urate de soude amorphe.

Trois jours après, le tableau était changé. Les urines, franchement rosées et troubles, étaient devenues abondantes (3 litres) et contenaient, pour vingt-quatre heures : albumine, 2,25 ; urée, 33 grammes ; chlorures, 12 grammes. Examen microscopique : présence du sang, pas de cylindre.

Le malade prenait toujours 3 litres de lait comme alimentation.

Depuis lors, et jusqu'au 23 mai, la quantité d'urine alla toujours en augmentant, même après la cessation de l'emploi de la théobromine, qui fut suspendu au bout de quatre ou cinq jours. Les urines atteignirent le 23 mai 4.900. Les éléments normaux et anormaux de l'urine avaient suivi une progression paraissant ascendante. Le taux de l'albumine varie entre 5 et 6 grammes ; le taux de l'urée entre 38 et 40 grammes ; le taux des chlorures entre 20 et 22 grammes ; les phosphates atteignent 3,50.

L'alimentation du malade, à ce moment, était strictement réduite à 3 litres de lait. Il semblait donc qu'il y ait eu déperdition de l'organisme, et, de ce fait, le malade, après avoir désenflé, semblait se dessécher. Il y avait un certain degré de polydipsie.

La perméabilité rénale au bleu de méthylène examinée le 23 (injection de 0 gr. 05 intra-musculaire) nous donna les résultats suivants : début de l'élimination, une heure après ; trois heures dix après toute l'élimination du bleu est terminée. Il n'y a plus ni bleu ni chromogène.

L'examen cryoscopique, pratiqué le 25 mai, nous donna :

$$\frac{100\ \Delta \times V}{P} = 6.744, \text{ diurèse moléculaire totale.}$$

$$\frac{100\ \delta \times V}{P} = 3.836, \text{ diurèse des molécules élaborées.}$$

$$\frac{\Delta}{\delta} = 1{,}75, \text{ taux des échanges.}$$

On peut résumer la situation en disant qu'il y a hyperperméabilité générale avec peut-être, en plus, déperdition de l'organisme, puisque, notamment pour les chlorures, le malade, qui ne devait éliminer que 6 grammes environ correspondant à ses 3 litres de lait, en élimine 20 et 22 grammes.

Depuis, tous les phénomènes d'hyperperméabilité ont été en diminuant, soit au point de vue de la diurèse, encore aux environ de trois litres, soit au point de vue de l'albumine (2 à 3 grammes). Les chlorures oscillent entre 15 grammes et 20 grammes ; mais le malade mange, en plus du lait qu'il boit, quelques potages salés et des pommes de terre. Le taux de l'urée est de 25 grammes à 30 grammes ; les phosphates 2 grammes à 2 gr. 50.

L'épreuve de la glycosurie ploridzique a été pratiquée le 30 mai. Traces de glucose cinq heures seulement après l'injection. A l'émission suivante ces traces ont disparu.

Une nouvelle épreuve au bleu a été pratiquée le 4 juin (injections sous-cutanées et non musculaires). Début de l'élimination, dix minutes après.

Enfin, l'examen du sang, pratiqué le 4 juin par M. Cade, a donné :

Globules rouges.	5.042.460
Hémoglobine	8 °/₀
Leucocytes, polynucléaires.	85 °/₀ dont un éosinophile.
Mononucléaires.	15 °/₀

Cet examen, on le voit, serait bien en rapport avec le fait

de la déshydratation des tissus, d'un véritable diabète rénal.

Après un séjour à Longchêne et un mois de reprise de travail, le malade revient dans le service pour une pleuropneumonie de la base droite. Il n'a plus d'hyperchlorurie.

Analyses d'urines, salle St-Augustin, n° 4. — Dosages dus à l'obligeance du Dr Philippe.

Dates.....	3/V	6/V	22/V	23/V	24/V	25/V	29/V	30/V	3/VI	4/VI	6/VI	9/VI	10/VI	11/VI	13/VI	15/VI	17/VI
Volume...	500	3l.	4l.3	4l.9	4l.2	4l.3	3l.6	3l.4	3l.2	3l.15	2l.7	4l.3	4l.35	2l.5	2l.4	2l.4	1l.95
NaCl	1g.10	12g.	21 g. 5	22 g.	17g.65	21g.75	19g.8	11g.9	17g.	5g.	14g.85	27g.95	19g.6	13g.75	12g.	12g.5	10g.7
Urée......	14g.2	33g.	38g.7	40g.8	37g.8	39g.15	41g.6	32g.6	26g.6	8g.2	27g.65	44g.	55g.	28g.75	18g.25	20g.15	15g.
Phosph. ..	»	»	»	»	3g.5	3g.4	4g.3	3g.7	2g.25	2g.7	3g.1	5g.6	4g.7	»	2g.16	3g.35	»
Album....	0g.2	2g.25	5g.15	5g.4	9g.2	3g.9	2g.9	3g.	2g.3	0g.6	2g.	3g.25	3g.7	1g.5	1g.45	traces	1g.75

Observation VI

(Perron. Service de M. Paul Courmont).

St... Auguste, facteur des postes, 43 ans (hospice du Perron, salle Paul-Jouve, n° 16).

Antécédents héréditaires. — Père vivant et bien portant. Mère morte il y a onze ans subitement, ayant joui toute sa vie d'une excellente santé. Le malade n'a pas d'enfants et n'est pas marié.

Antécédents personnels. — Le sujet ne se souvient pas des affections de son enfance : il aurait eu vers l'âge de 5 ou 6 ans une fièvre éruptive.

Lors de son incorporation, à 21 ans, accidents tuberculeux assez graves.

Parti à 23 ans pour le Sénégal, il y a passé deux ans comme soldat. Il a subi alors des accès d'impaludisme et a uriné du sang. A cette époque, à la suite d'ingestions répétées d'absinthe, il se rappelle nettement avoir rejeté un tænia.

Revenu en France, il a obtenu un congé de convalescence de trois mois, présentant alors un certain degré d'anémie. Fut ensuite libéré.

Lors de ses vingt-huit jours, a contracté une blennorragie. Admis à l'Antiquaille, il y est resté durant cinq mois, pour une cystite apparue cinq ou six jours après le début de sa blennorragie. A ce moment, de nouveaux accès d'impaludisme l'obligèrent à garder un mois le lit. Il quitta l'hôpital en 1893, incomplètement guéri. Il n'a plus alors d'hématurie, mais ses urines sont troubles et sa miction sensible.

Depuis cette époque, il a présenté des hématuries répétées durant sept, huit, quinze jours, apparaissant sans cause appréciable, et tous les ans. Malgré cela, le malade continue son métier.

En 1893, M. Rafin voit le malade et élimine par le microscope et l'inoculation la tuberculose.

Le sujet, depuis 1894, a daté le nombre de jours annuels marqués par des hématuries. En 1894, onze jours ; en 1895, trente-huit jours ; en 1896, quarante-cinq jours ; en 1897, quarante jours ; en 1898, cinquante-cinq jours ; en 1899, soixante-deux jours ; en 1900, cent trente-six jours.

* * *

Du 23 novembre 1900 au 24 décembre 1900, il se fait soigner dans le service de M. Poncet.

On lui fait une cystostomie suspubienne. Au moment de l'intervention, on n'a trouvé que de la congestion de la muqueuse vésicale sans ulcérations.

Il part à Longchêne. A son retour, le méat hypogastrique n'est pas complètement fermé, et l'urine s'échappe en partie par ce méat, en partie par la verge.

Le deuxième jour après son retour à l'Hôtel-Dieu, il émet une grande quantité d'urine sanguinolente, ce qui ne lui était pas arrivé depuis quarante jours après sa cystostomie.

A ce moment, les organes génitaux sont à peu près sains. A gauche, la tête de l'épididyme est un peu volumineuse, les reins ne sont pas perçus par le palper abdominal. Le toucher rectal, pratiqué à son premier séjour, a été négatif au point de vue des lésions tuberculeuses de la prostate.

Les autres organes paraissent indemnes, notamment le poumon.

Urines. — Pus et albumine.

* * *

Du 23 mars au 12 mai 1902, le sujet, devant la persistance de ses hématuries, entre dans le service de M. Rochet. Devant la bizarrerie de son caractère, on s'abstient de lui pratiquer aucune intervention.

*
* *

Du 4 juin 1902 au 10 janvier 1903, il a été soigné dans le service de M. Rafin, à l'hôpital Saint-Joseph. Voici le relevé de l'observation (Loup, *th. méd.*, Lyon, 1904, p. 154).

... Actuellement, mictions cinq à six la nuit, le jour, toutes les heures. Pas d'influence de marche ou de voiture. Douleur assez variable, parfois très intense.

Urines nettement hématiques depuis trois semaines, qui auraient été claires pendant les trois ou quatre jours qui ont précédé l'entrée à l'hôpital.

Au microscope, hématies très abondantes, peu ou pas de leucocytes, pas de cristaux.

1° Analyse des urines, par M. Mérieux, a donné un résultat négatif au point de vue de la tuberculose.

De même, une inoculation a été sans résultat.

Quantité, 2.400; chlorure, 5 gr. 90 par litre; phosphates, 1 gr. 02; acide urique, 0 gr. 16; urée, 16 gr. 20; albumine, 0 gr. 25; sucre, 0. Pas de cristaux.

Leucocytes abondants. Quelques cellules rénales. Pas de cylindres.

2° Une seconde analyse ne donne aucun résultat positif au point de vue de la tuberculose.

Deux cobayes inoculés et sacrifiés ensuite ont donné un résultat négatif.

Pas d'œufs de bilharzia.

Vessie douloureuse par irradiation. Capacité, 250 grammes.

Première cystoscopie. — Il sort du sang en petite quantité par l'uretère droit et en grande quantité par l'uretère gauche. Il ne saurait y avoir de doute sur l'origine birénale de l'hématurie.

Deuxième cystoscopie. — Pas de calcul ni de tumeur dans la vessie.

Reins (le 11 juin). — A droite, loge rénale semble vide. La gauche ne se laisse pas bien déprimer.

Un autre palper, le 30 juin, donne les mêmes impressions que le premier examen; le rein gauche est gros.

Séparation, appareil de Luys (1). Le 29 octobre, c'est-à-dire trois mois après l'opération, aussitôt après l'introduction, il sort du liquide clair à droite, et du liquide nettement sanglant à gauche, puis se produisent des contractions vésicales et sous leur influence, il passe du sang à droite.

Les testicules, épididymes sont normaux.

Etat général. — Le malade est gras.

11 juin. — Le malade a eu de la fièvre pendant les premiers jours de son séjour. On attend que la température ait disparu pour le sonder. Hier, la température était normale; cathétérisme avec une Nélaton, pour examiner l'hémorragie. Aujourd'hui, le sang a diminué et disparaît le soir. L'urine est trouble et d'aspect purulent.

Au microscope, nombreux leucocytes; peu d'hématies; pas de cristaux; pas de cylindres.

La température reparaît : 41°.

19 juin. — La température a disparu au bout de vingt-quatre heures.

Depuis, absence de sang dans l'urine, qui est trouble et acide.

1er juillet. — Injection de bleu de méthylène à midi : 5 centigrammes. Elimination un peu retardée : une heure et demie après et très faible.

19 juillet. — Pas de sang dans les urines qui sont purulentes.

La loge rénale est moins vide à gauche qu'à droite.

23 juillet.— A midi, une nouvelle injection de bleu de méthylène donne une élimination excessivement faible soit de bleu, soit de chromogène.

Les deux résultats d'épreuve du bleu sont surprenants si on les compare aux résultats des analyses d'urines, ou si on observe que le malade ne présente aucun trouble urémique.

On décide l'intervention avec le diagnostic de pyélo-néphrite hémorragique.

27 juillet 1902. — Opération sur le rein gauche, désigné pour l'intervention, puisqu'on le sent au palper et que le cystoscope a montré qu'il saignait.

Incision oblique lombaire : adipose énorme.

Atmosphère celluleuse énorme, de sorte que la recherche du rein est difficile. On finit par l'amener à la plaie en pinçant l'atmosphère. Décollement extra-capsulaire difficile au pôle supérieur à cause de la profondeur. En ce point, c'est la capsule qui se décolle, recouverte par du tissu de périnéphrite.

Enfin, le rein est extériorisé. Pince Doyen sur le pédicule.

Le rein a une consistance plutôt flasque, comme les reins hydro-néphrétique à épaisseur diminuée.

Semble plus long et un peu bosselé. En certains points, l'atmosphère celluleuse adhère.

Incision sur le bord convexe d'un pôle à l'autre.

Les calices sont un peu dilatés ; il ne s'écoule pas de liquide ; les couches corticale et médullaire sont atrophiées.

Rein présentant l'aspect de néphrite interstitielle.

On en sectionne deux fragments, dont un est constitué par un nodule de couleur foncée. Pas de kystes.

A la partie postérieure du pôle inférieur, un petit noyau que l'on croit être un gravier, gros comme une lentille, dûr, criant sous la curette qui le fait disparaître. S'agit-il d'un noyau cicatriciel, ou d'un gravier ? Dans ce dernier cas, il se serait effrité sous la curette et on en aurait senti les fragments, d'autant plus que, étant récent, il aurait été petit.

Examen de la pièce (Mérieux). — Il s'agit d'un rein infectieux avec lésions glomérulaires et canaliculaires. Les nodules sont des points de nécrose souvent sans structure. Pas de tuberculose.

Suture au Répin : 1° points au centre, un drain et une

mèche. En enlevant la pince, hémorragie qui s'arrête par la compression. Le rein est refoulé; trois compresses autour.

30 août. — Le rein est fistuleux, mais actuellement le doigt ne pénètre pas profondément. Il n'y a pas de sang dans les urines, sauf une seule fois où M. Rafin met le doigt dans le rein.

30 octobre. — Hématurie du 2 au 5 octobre, puis du 13 au 16, du 26 au 29; cette dernière très abondante. La quantité d'urine dépasse chaque jour 3 litres.

Avant, le malade a souffert violemment de la région rénale gauche sans douleur vésicale. A droite, le malade aurait eu quelques sensations de pesanteur dans le rein droit depuis un mois.

Il est à noter que l'urine n'a pas été sanglante durant les deux mois qui ont suivi l'opération.

5 décembre. — Depuis le 2 novembre, plus d'hématurie, mais urines très troubles. Polyurie, 3 à 4 litres.

Plaie complètement cicatrisée. Un peu de ballottement rénal à gauche.

6 décembre. — Le malade urine cinq ou six fois la nuit, urines troubles, purulentes, réaction acide. Capacité vésicale, 200 grammes. Lavage nitraté 25 p. 1.000.

10 janvier 1903. — Le malade est congédié par l'administration.

12 octobre. — A vu du sang dans son urine d'une façon constante jusqu'au 28 juin, depuis lors, un peu moins régulièrement.

Aujourd'hui, urines troubles, globules blancs et globules rouges, ceux-ci prédominant.

Mictions toutes les heures, nuit et jour, non douloureuses.

Etat général. — Toujours le même, c'est-à-dire assez bon.

*
* *

Juillet 1903. — St... fait un séjour dans le service de M. Jaboulay. Aux dires imprécis du malade, il est probable qu'on est intervenu pour réduire une éventration consécutive à la cystostomie.

*
* *

Séjour au Perron (25 octobre 1905). — Il est admis à l'hospice du Perron, où ses hématuries persistent toujours.

10 novembre 1906. — Le malade présente en ce moment une hématurie assez foncée. Le sang examiné présente une grande quantité de globules rouges.

3 juin 1907. — Le malade présente, depuis deux jours, une nouvelle hématurie. Il a d'ailleurs présenté entre celle-ci et la dernière signalée trois ou quatre hématuries qui n'ont pas été notées.

4 juin. — L'hématurie paraît avoir cessé avant-hier. On examine à nouveau les urines. Celles-ci sont pâles, fréquemment troubles. Centrifugées, et examinées sans coloration et avec coloration au bleu de méthylène, on y constate un certain nombre de globules rouges, une quantité assez notable de globules blancs, qui nous apparaissent crénelés, entourés de petites vésicules.

10 juin. — Le malade accuse une pollakiurie énorme ; il urine très souvent la nuit, tous les trois quarts d'heures, dit-il.

3 décembre. — Urines claires. Le 4, hématurie très abondante. Du 5 au 14, hématurie. Le 15, urine peu colorée. Le 16, couleur rose sale. Le 17, jaune louche.

Pendant ce temps, le taux des urines est autour de 3 lit. 300.

31 décembre et 1er janvier 1908. — Légère hématurie.

2 au 25 janvier. — Urine non sanglante autour de 3 lit. 400.

25 janvier. — Légèrement teintée.

27 au 30 janvier. — Hématurie.

31 janvier. — Cessation brusque de l'hématurie.

1er au 3 février. — Urine non teintée.

4 février. — Hématurie brusque qui dure jusqu'au 9.

Mais alors que les trois premiers jours le sang est extrêmement abondant et les urines rouge vif, avec de gros caillots, elles sont à peine teintées le 8, et le 9 encore moins, pour redevenir non sanglantes le 10, mais troubles et purulentes.

La quantité d'urine, soigneusement mesurée durant toute cette période, est de 3 lit. 300 à 3 lit. 600.

6 février. — Expérience de dialyse (v. p. 89, exp. VI).

10 février. — En somme, depuis quelques mois, le malade a eu plusieurs hématuries. La dernière a duré quatre ou cinq jours et s'est accompagnée de douleurs dans les reins, de coliques néphrétiques et a abouti à l'expulsion de longs filaments blanchâtres.

5 février. — Elévation de la température : 39°. La veille, le malade avait eu frissons, malaise général, douleurs lombaires, sensation de fièvre.

Le malade souffre beaucoup non pas en urinant les caillots, mais avant, au moment du passage de ces caillots dans l'uretère.

Dans les urines du 6, on trouve des caillots allongés qui semblent de pseudo-parasites formés sans doute de fibrine et de sang.

7 février. — Hématurie beaucoup moindre, sans caillots.

10 février. — Les urines ne sont plus du tout hématuriques. Elles étaient à peine teintées les deux derniers jours. Dépôt purulent aujourd'hui, comme d'ordinaire.

La température oscille entre 38°5 et 40°5 du 5 au 9 février. Le pouls est à 100. Du 9 au 11, elle s'abaisse en lysis et redevient normale.

15 et *16 février.* — 38° le soir. Auparavant, il ne semble pas y avoir eu de fièvre. La température prise du 20 au 25 oscille entre 37°2 et 37°5.

Cœur. — Arythmie, pulsations rapprochées assez fréquentes ; pas de galop, pas de souffles.

Poumon. — Rien d'anormal, sauf à la base gauche, quelques râles de congestion à la fin de l'inspiration. La respiration est un peu rude.

Pouls. — 96, large, mais de tension faible.

Appareil digestif. — Toujours bon appétit ; régime ordinaire de la salle.

Boit 1 litre de lait ;
1/2 litre de vin ?
1 litre d'eau ;
1 limonade tous les huit jours ;
3 potages par jour ;
1 lit. 1/2 eau alcaline par semaine ?
1/2 litre tisane queues de cerises.

Le malade dit boire relativement peu. Se rince très souvent la bouche parce qu'il a la sensation de bouche sèche ; boit cependant entre les repas plus qu'il ne l'avoue.

Jambes. — Pas d'œdème. Pigmentation noirâtre avec hypertrophie de la couche cornée aux plis articulaires d'extension (sorte d'ichthyose). Les mains sont très sèches. Le malade transpire très peu, même en été.

Analyses bactériologique et chimique faites au Perron.

A. — Recherches bactériologiques

M. Paul Courmont inocule deux cobayes, l'un avec du dépôt sanglant, l'autre avec du dépôt purulent d'une autre période. Ces animaux, autopsiés, n'ont pas montré de tuberculose.

La recherche du bacille de Koch dans les crachats a été négative.

B. — Recherches microscopiques

Les globules rouges en nombre très variable, mais toujours très nombreux au moment des hématuries, sont assez bien conservés et la plupart non crénelés.

La quantité de sang, à certaines périodes de l'hématurie

(9 décembre) appréciée par le poids des globules rouges, serait d'environ 84 grammes de sang par vingt-quatre heures (exactement 38 gr. 48 de globules rouges); et il ne s'agissait pas d'une des hématuries les plus abondantes.

Analyses chimiques dues à l'obligeance de M. Wolf, pharmacien du Perron.

5 décembre 1907.

Volume : 3.000 cc.

Aspect : Liquide rouge sang, trouble, se séparant, par repos, en deux couches : un volumineux magma inférieur rouge brun, occupant les deux tiers du volume total, et un liquide surnageant jaune clair, légèrement louche, non visqueux, moussant abondamment par agitation.

Réaction : Neutre.

Densité : 1.016.

		0/00	24 heures
Chlorures		6.60	19.80
Phosph.		1.352	4.050
Ac. urique		0.201	0.603
Urée		15.12	45.36
Glucose		1.14	3.42
Albumines	Fibrinogène	»	»
	Serine	1.720	5.160
	Globuline	0.720	2.160
	Albumoses	»	»
	Peptones	»	»
	Nucléoalbumines	»	»
	Totales	2.440	7.320
Hémoglobine dissoute		»	»
Pigments et acides biliaires		»	»
Urobiline		»	»
Indigotine minérale		»	»
Scatol (excès de)		»	»
Oxalate de chaux		»	»

Si l'on admet que l'albumine provient uniquement du plasma sanguin, elle correspondrait à une émission d'environ 160 grammes de sang en vingt-quatre heures.

9 décembre. — L'hématurie étant déjà moins intense, on trouve : *poids des globules rouges*, 5 gr. 58 pour 500 cc., soit 11 gr. 16 p. 1.000, et 33 gr. 48 pour 3 litres en vingt-quatre heures, qui correspondraient encore à 84 grammes de sang.

17 février. — Volume : 3 litres, NaCl en vingt-quatre heures, 20 gr. 31.

31 janvier. — Volume : 3 litres, NaCl en vingt-quatre heures, 18 gr. 93.

6 janvier 1908.

Volume : 3.000 cc.

Aspect : Jaune orangé (pâle après filtration), louche, avec abondant dépôt blanc, en masses compactes et filantes.

Réaction : Acide.

Densité : 1.015.

		Grammes
Acidité (en SO^4H^2)		2.205
Résidu fixe (à 100°)		80.96
Cendres (au rouge sombre)		29.54
Chlorures (en NaCl)		19.94
Acide phosphorique		3.900
Acide urique		0.521
Ammoniaque		1.530
Urée		40.80
Glucose		»
Albumines	Sérine	1.188
	Globuline	0.432
	Albumoses	»
	Peptones	»
	Totales	1.620
Hémoglobine dissoute		»
Pigments et acides biliaires		»
Urobiline		»
Indigotine		»
Rouge scatolique (excès de)		»
Oxalate de chaux		»

Examen microscopique du dépôt :

Eléments cristallisés : 0

Eléments figurés : encore beaucoup de globules rouges, mais surtout globules de pus très abondants.

Bien que les urines ne contiennent plus que très peu de sang, on trouve encore 1 gr. 620 d'albumine, au lieu de 7 gr. 320.

Dans le dépôt : pas de cylindres, mais énormément de globules de pus qui semblent avoir remplacé les hématies. Les urines sont fortement purulentes, avec réaction acide.

Même polyurie (3000^{cc}).

Azoturie, phosphaturie, chlorurie, sans variation sensible, après l'hématurie.

Urines du 7 février.

	Par litre.	En 24 heures.
Chlorures	5.50	19 gr. 25
Phosphates	0.676	2 gr. 366
Urée	14.04	49 gr. 14

Volume : 3.500 cc.

Les chlorures n'ont pas varié.

L'urée a un peu augmenté.

Quant aux phosphates (diminués de moitié), on ne peut rien affirmer, le dosage ayant été fait sur de l'urine ammoniacale, datant de quatre jours, d'où la majeure partie des phosphates a été précipitée.

12 février. — Urines non sanglantes, toujours avec dépôt purulent.

Volume : 3.260 cc.

NaCl : 19,23.

PARTIE EXPÉRIMENTALE

Composés chloruro-protéique du sang.

A. — Travaux du docteur Pigache.

Nous avons été précédé dans nos travaux sur la dialyse chloruro-sodique du sérum par le docteur Pigache (43), qui a consacré sa thèse à la pathogénie de l'œdème.

L'auteur se propose de démontrer que les altérations éprouvées par l'albumine, sous l'influence de l'intoxication et de l'infection, modifient profondément cette substance et lui permettent de contracter avec le NaCl des combinaisons plus fixes qu'à l'état physiologique.

Le schéma de ses expériences est le suivant :

Le docteur Pigache met dans un dialyseur 200 cc. d'une solution de NaCl à 1 %. Il dose ce qui reste dans le dialyseur après demi-heure de dialyse.

Il répète l'expérience en ajoutant à la solution salée 3 grammes d'urée. Il constate que le reliquat du dialyseur en NaCl est moindre que précédemment, d'où il conclut que l'urée active la dialyse chlorurée et ne se combine pas au chlorure.)

Reste l'hypothèse d'une combinaison chloruro-protéique, que l'auteur prétend établir en trois groupes d'expériences.

Dans la première série, il met dans des dialyseurs un mélange d'albumine et de NaCl. Il constate que la dialyse du sel, pour être moins rapide qu'avec les solutions salées pures, ne laisse pas d'être très active, et il en conclut qu'il existait un mélange et non une combinaison.

Dans un deuxième groupe, figurent des dialyses de NaCl de sérum de bœuf. La traversée de la membrane se fait avec une lenteur remarquable, d'où il déduit que dans ce sérum de bœuf, il n'existe plus un simple contact entre le chlorure et l'albumine, mais bien une combinaison des deux éléments.

Avant d'exposer sa troisième série d'expériences, l'auteur rappelle l'affinité des métaux et des métalloïdes pour l'albumine et les altérations de cette dernière sous l'influence des alcaloïdes. Il assimile le mode d'action des toxines sur la substance protéique à celui des alcaloïdes, et cite deux observations qui mettent en relief la coïncidence de la rétention chlorurée et de l'œdème, au cours de maladies infectieuses.

Enfin, dans sa troisième série de manipulations, l'auteur vérifie que la dialyse de liquides pleurétiques et autres, dont les albumines sont altérées, libèrent le NaCl avec plus de lenteur.

A notre avis, notre prédécesseur s'empresse trop de conclure à l'existence des combinaisons chloruro-protéiques. Si la dialyse chlorurée se fait très rapidement dans la première série d'expériences, et très lentement dans la deuxième, la différence dans le passage du NaCl n'implique pas l'existence de ces composés. Cette différence peut s'expliquer par l'obturation des pores du parchemin, grâce à la simple présence d'une matière colloïdale. Elle peut aussi tenir à des attractions moléculaires entre les miscelles de colloïde et les molécules cristalloïdes.

Nous croyons répondre à ces objections en faisant remarquer que dans nos expériences sur le sérum de cheval, on voit la dialyse s'accélérer à mesure qu'interviennent de plus en plus les phénomènes de dissociation postmortem, alors que la matière colloïdale est toujours présente.

D'autre part, si c'est cette dernière qui arrête mécaniquement le NaCl, comment expliquer ces différences si marquées dans la dialyse que nous avons obtenue avec du sérum de cheval, du sérum de bœuf, du sérum de brightique, qui possèdent à peu près la même teneur albumino-chlorurée.

C'est précisément cette différence dans la vitesse de dialyse des divers liquides examinés, que nous considérons comme la preuve la plus nette d'une combinaison chloruro-protéique.

Nous l'avons mise en évidence dans la façon de traduire les résultats de nos expériences par des graphiques, ce qui vérifie les résultats différents du deuxième et du troisième groupe du docteur Pigache.

B. — Expériences personnelles sous la direction de M. Morel.

Tandis que Pigache se proposait surtout d'étudier la formation de l'œdème, nous nous sommes attaché uniquement à démontrer l'existence des combinaisons chloruro-protéiques du sang. Mais, comme cet auteur nous fournissait quelques éléments pour étayer la réalité de ces composés, nous avons essayé : 1° de vérifier; 2° d'étendre et de perfectionner les résultats qu'il avait obtenus.

C'est ainsi que nous nous efforçons de comparer la vitesse d'une solution de NaCl, au titre de nos solutions albumineuses, avec la vitesse de dialyse du NaCl, dans chacune de ces solutions albumineuses.

En plaçant dans un même vase, traversé par un courant d'eau, et symétriquement par rapport à la direction du courant : 1° un dialyseur renfermant une solution titrée de NaCl; 2° un autre dialyseur aussi semblable que possible au précédent comme surface, qualité du papier, hauteur des liquides à l'extérieur et à l'intérieur, nous nous sommes placé dans des conditions aussi comparables que possible et nous avons cru éviter ainsi toutes les cause d'erreur pouvant faire varier la vitesse de dialyse.

1° *Description du dialyseur.*

Nous nous sommes servi du genre de dialyseurs employé par le docteur Lévigne, dans le laboratoire de M. Hugounenq et que l'auteur décrit ainsi dans sa thèse :

« Les dialyseurs représentent des cylindres de verre ayant chacun huit centimètres de hauteur et quatre centimètres de diamètre, et dont la forme ne peut mieux être comparée qu'à celle d'un verre de lampe. Leurs bords sont rodés à la meule; ils présentent, à environ un centimètre et demi au-dessus de leur bord inférieur, une rainure de deux millimètres et demi environ de profondeur, formant étranglement, et destinée à recevoir la ligature. Près du bord supérieur, sont percés trois œillets, dans chacun desquels s'engage un fil de fer ; ces fils sont réunis en une torsade, qui est ensuite recourbée en crochet. Tous ces cylindres sont coupés dans le même tube de verre et présentent donc une section uniforme. »

Pour obturer le dialyseur, nous avons utilisé le papier parcheminé de Schleicher et Schull.

2° *Technique du dosage du NaCl.*

Nous avons toujours dosé le liquide restant sur le dialyseur, parce que nous retranchions la quantité du NaCl resté sur le dialyseur, au bout d'un temps déterminé, de la quantité trouvée par une méthode chimique absolument identique, dans une prise d'essai de l'échantillon.

10 cc. d'échantillon (sérum, solution titrée de NaCl) ou de liquide restant sur le dialyseur — y compris le papier parcheminé (1) — sont placés dans une grande capsule en platine de 18 centimètres de diamètre. On les additionne de 10 grammes de poudre nitratée, formule de Moreau (nitrate de potasse 8, carbonate de potasse 1, carbonate de soude 1). On évapore doucement à feu nu, en évitant les projections. Une minéralisation complète est effectuée et le résidu est dissous dans de l'eau distillée. Après acidification par 5 cc. d'acide nitrique, on fait bouillir pendant une demi-heure pour éliminer l'acide nitreux, puis on ajoute une solution de permanganate de potasse à 5 %, jusqu'à coloration rose.

Après refroidissement et décoloration, par quelques

(1) Quand on faisait un dosage après dialyse on détachait au-dessus de la capsule de platine le fond du dialyseur de façon à doser non seulement ce qui restait au-dessus de la membrane mais ce qui se trouvait inclus dans le parchemin lui-même.

gouttes d'une solution de sulfate ferreux, on titrait par la méthode de Wolhard le liquide additionné de 20 cc. de liqueur décinormale de nitrate d'argent.

(Cette méthode de dosage, bien qu'un peu compliquée, a été choisie par nous, comme étant la meilleure et à l'abri de toute critique.)

Exposé des expériences.

I. — On met dans deux dialyseurs 10 cc. de sérum de bœuf employé une heure après la saignée, et dans deux autres dialyseurs, 10 cc. de sérum physiologique.

En une heure, la teneur salée du liquide sanguin passe de 0 gr. 06727 à 0 gr. 02047 : R=3,20 (1), celle du sérum physiologique de 0 gr. 05967 à 0 gr. 008 : R=7,40.

II.— *a*) Le dialyseur contient 10 cc. de sérum de cheval, utilisé une heure après la saignée. En une heure, sa teneur salée passe de 0 gr. 05382 à 0 gr. 02398 : R=2,20.

b) Le dialyseur contient 10 cc. de sérum de cheval conservé 24 heures à la glace. En une heure, sa teneur passe de 0 gr. 05382 à 0 gr. 0120 : R=4,30.

c) Le dialyseur contient 10 cc. de sérum de cheval conservé 48 heures à la glace. En une heure sa teneur passe de 0 gr. 05382 à 0 gr. 01053 : R= 5,10.

III. — Le dialyseur contient 10 cc. de sang de bœuf, dont la teneur salée, au bout d'une heure, a passé de 0 gr. 03744 à 0 gr. 02042 : R=1,80.

IV. — Le dialyseur contient un mélange de 10 cc. de sérum frais de cheval et de 10 cc. de sérum physiolo-

(1) R désigne le rapport entre la teneur en NaCl avant et la teneur en NaCl après la dialyse.

gique. En une heure, la teneur chloruro-sodique passe de 0 gr. 13349 à 0 gr. 01872 : R=6,06.

Un dialyseur témoin contient 10 cc. de sérum physiologique, dont la teneur passe, dans le même temps, de 0 gr. 05967 à 0 gr. 008 : R=7,40.

Un dialyseur témoin contient 10 cc. de sérum frais de cheval, dont la teneur passe, dans le même temps, de 0 gr. 05382 à 0 gr. 02398 : R=2,20.

V. — Avant l'expérience, il y a dans le dialyseur 10 cc. d'une solution de 5 grammes d'ovalbumine, dans 10 cc. de sérum physiologique. La teneur salée passe, en une heure, de 0 gr. 0585 à 0 gr. 009 : R=6,50.

VI. — Un dialyseur contient 10 cc. d'urine albumineuse. Sa teneur passe, en une heure, de 0 gr. 069 à 0 gr. 025 : R=2,70.

Un dialyseur témoin contient 10 cc. d'urine normale, dont la teneur passe de 0 gr. 0128 à 0 gr. 050 : R=2,50.

Un dialyseur contient 10 cc. d'urine hématique. En une heure, la teneur passe de 0 gr. 055 à 0 gr. 020 : R=2,20.

VII. — Le dialyseur possède 10 cc. de liquide d'ascite dont la teneur salée passe, en une heure, de 0 gr. 05967 à 0 gr. 02632 : R=2,20.

VIII. — Un dialyseur contient 5 cc. d'un sérum de brightique œdémateux. La teneur passe, *en deux heures*, de 0 gr. 03042 à 0 gr. 019305 : R=1,50.

Un autre dialyseur contient 4 cc. du même sérum, dont la teneur passe, en deux heures, de 0 gr. 02432 à 0 gr. 014125 : R=1,70.

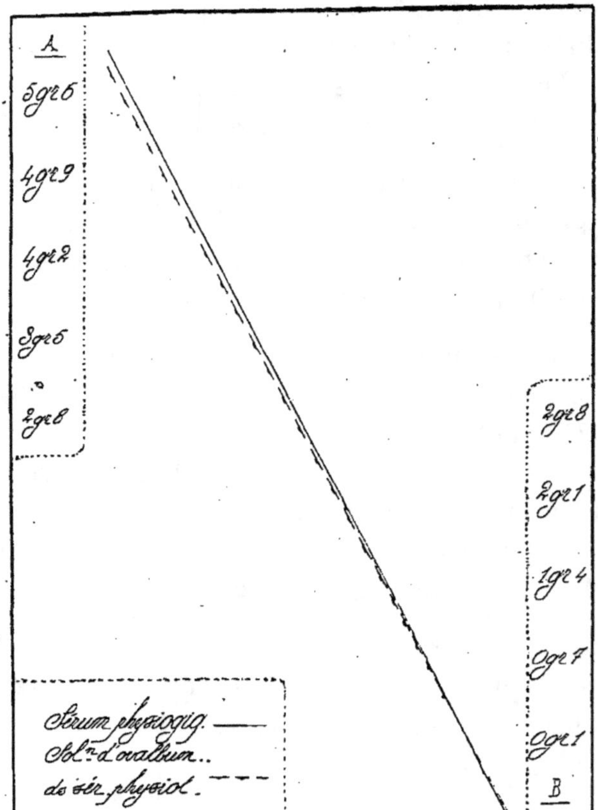

Vitesse de dialyse chloruro-sodique de divers liquides.

(La colonne A indique la teneur salée du dialyseur (rapportée au litre) avant l'expérience. La colonne B indique cette teneur après une heure de dialyse.)

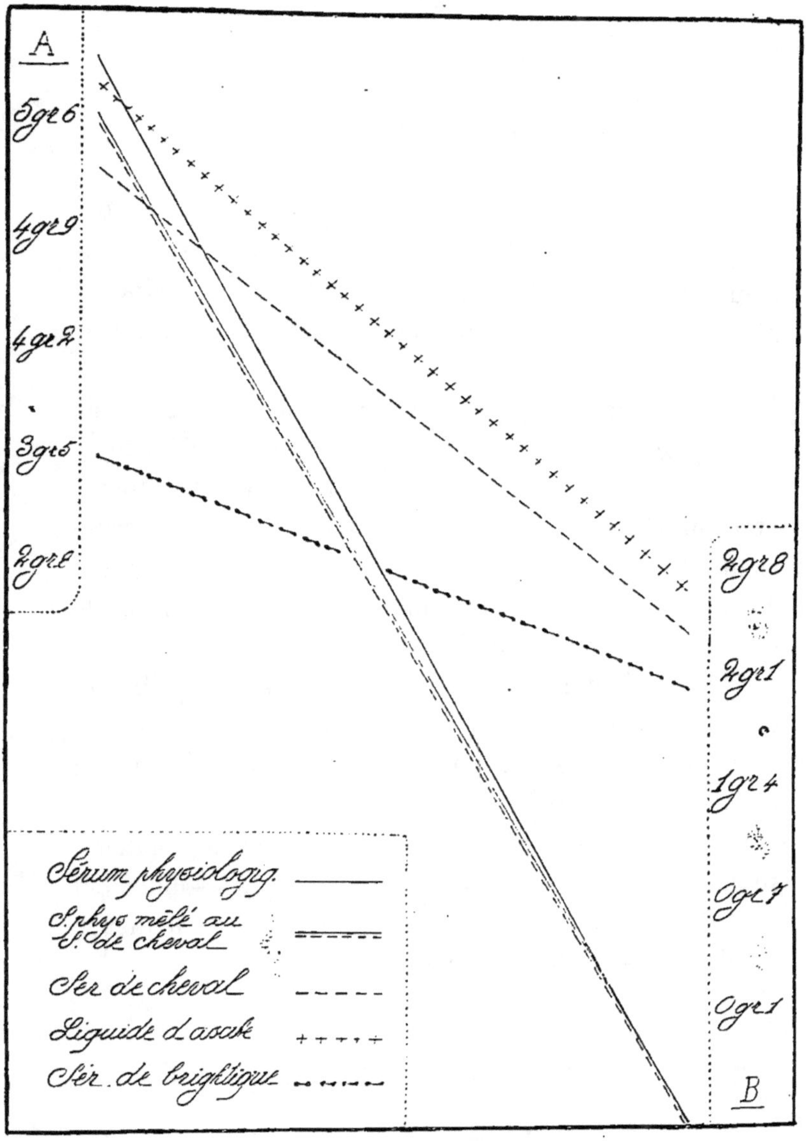

Vitesse de dialyse chloruro-sodique de divers liquides.

(La colonne A indique la teneur salée du dialyseur (rapportée au litre) avant l'expérience. La colonne B indique cette teneur après une heure de dialyse.)

IV. — Conclusions de ces expériences.

1° Les expériences que nous avons pratiquées nous montrent que le NaCl contenu dans les sérums frais de bœuf, de cheval, de malade brightique, etc., dialyse moins vite que le NaCl, en solution dans l'eau, au même titre.

2° Elles montrent que cette différence de vitesse de dialyse tient à autre chose qu'à la simple coïncidence de la présence d'une albumine, parce que si, au lieu d'opérer avec du sérum frais, on expérimente avec du sérum vieilli, conservé à la glace, le NaCl du sérum dialyse d'autant plus vite, qu'on s'éloigne plus du moment où le sérum a été prélevé sur l'animal.

Si nous ajoutons, à une solution de NaCl, au titre du sérum physiologique, de l'ovalbumine à 10 %, la présence de cette albumine ne retarde pas sensiblement la dialyse chloruro-sodique.

Le sérum des brightiques, dans lequel les auteurs soupçonnent que l'albumine doit être, plus solidement qu'à la normale, liée au NaCl, est celui dans lequel le NaCl dialyse le plus lentement.

V. — Leur signification.

Le petit nombre d'expériences que nous avons faites n'a pas la prétention de démontrer l'existence de ces combinaisons chloruro-protéiques. Nous ne les présentons que comme des jalons devant signaler la route à suivre, pour arriver à mettre en évidence, très nettement, la réalité de ces composés.

Nous ne saurions affirmer qu'aucune cause étrangère n'est intervenue dans nos expériences pour modifier les vitesses de dialyse. Nous les exposons telles qu'elles ont été pratiquées. Elles sont en faveur de la théorie chimique des rapports chloruro-protéiques, mais elles ont besoin d'être complétées par de nouvelles recherches.

CONCLUSIONS

I. — Il existe un ensemble de symptômes simulant le diabète, caractérisé essentiellement par de la polyurie avec grosse hyperchlorurie, sans élimination soit du glucose, soit d'éléments normaux de l'urine en quantités anormales.

A la suite de MM. J. Teissier et Paul Courmont, on doit donner à cet ensemble symptomatique le nom de diabète hyperchlorurique.

Il s'agit non d'une maladie autonome, mais bien d'un syndrome se présentant, le plus souvent, au cours ou à la fin de la néphrite chronique.

II. — Les principaux symptômes constituants sont les suivants :

a) Syndrome diabétique (polyurie, polydipsie, amaigrissement, dessèchement du malade, sécheresse de la peau, etc.).

b) Symptômes urologiques (polyurie de moyenne intensité; absence de sucre, absence de quantités anormales de phosphates, d'azote, d'oxalates ou d'autres substances dont l'élimination exagérée apparaît dans les diabètes insipides ordinaires).

Quantité, souvent très élevée, de chlorure de sodium (jusqu'à 35 grammes et plus par jour, avec un régime hypochloruré): débâcle hyperchlorurique par l'épreuve de la chlorurie alimentaire.

L'albuminurie concomitante a toujours été rencontrée dans les cas jusqu'ici signalés.

Il s'agit toujours aussi de malades atteints de tuberculose passée ou actuelle.

III. — Les éléments variables du syndrome sont les suivants :

a) *Elimination rénale.* — Dans les cas les plus typiques, elle est diminuée, sauf naturellement pour le chlorure de sodium. Il y a insuffisance rénale et élévation de $\frac{\Delta}{\delta}$. Mais la perméabilité rénale peut varier dans les cas moins typiques.

b) *Etat du cœur et de la circulation.* — La pression présente, le plus souvent, une surélévation relative. Toutefois, la tuberculose évoluant (obs. IV) ou vers la fin de l'affection (obs. II) on peut noter des pressions plus basses (10 à 14 Hg).

Pronostic. — Le pronostic ne dépend pas tant du taux de l'hyperchlorurie que de l'imperméabilité rénale, de l'état de la circulation et de l'état général.

V. — Au point de vue pathogénique, ce syndrome coexiste presque toujours avec une néphrite chronique ou qui tend à le devenir. On peut invoquer deux hypothèses pathogéniques principales :

a) Le filtre rénal est comme *percé*. Dans les cas typiques du syndrome en question, il ne serait percé que pour le chlorure de sodium et fermé au contraire pour les autres matériaux.

b) Il y aurait inaptitude des tissus à retenir leur chlorure de sodium; il se passerait là quelque chose d'analogue au manque de consommation du sucre dans les tissus, dans le diabète sucré. Cette dernière hypothèse semble la plus vraisemblable dans les cas où il y a débâcle chlorurique, après l'épreuve de la chlorurie alimentaire : plus on donne de chlorure aux tissus, moins ils en gardent.

VI. — D'après une hypothèse de M. J. Teissier, il y aurait combinaison du NaCl dans les tissus avec des substances albuminoïdes. L'état instable de ces combinaisons serait la cause du diabète hyperchlorurique.

Dans certaines néphrites, il y aurait des altérations particulières (infectieuses ou toxiques) de la matière albuminoïde, qui ne serait plus apte à retenir le chlore dans les tissus.

VII. — Les expériences que nous avons poursuivies avec M. Morel, bien qu'ayant besoin, pour être absolument concluantes, d'être accompagnées d'un grand nombre de vérifications, nous permettent de croire à l'existence de liens chimiques, plus ou moins solides, entre les matières protéiques du sérum et le chlorure de sodium.

BIBLIOGRAPHIE

1896 (1) WINTER. — Du rôle des chlorures et des plasmas dans l'organisme. Archives phys., avril, p. 692.

1897 (2) KORANYI. — Théorie de la sécrétion urinaire. Centralb. für med. Wissensch., p. 450.

(3) PIQUET. — Dérivés protéiques des album. Thèse Paris.

(3 *bis*) J. BOHNE. — Ueber die Bedentung der Retention von Chloriden. (Fortschritte der Medecin fev., p. 121.)

1898 (4) HUTCHINSON. — Chloride metabolism in pneumonia and acute fevers. (The journal of path. and backteriology, p. 146.)

(5) HOFFMANN. — Sur l'élimination des chlorures dans les inflammations rénales. Deutsches Archive f. Kline med Bd LXI, H. 5, 6, p. 603.

(5 *bis*) MASSÉ. — XIIe Congr. intern. de méd. Moscou.

(6) LÉPINE. — Modifications dans la composition de l'urine sous la dépendance des troubles apportés au fonctionnement du rein. (Gaz. hebd., p. 164.)

1899 (7) DELAMARE. — La glycosurie floridzique, thèse Paris.

1900 (8) CHAUFFARD. — Recherches de phys. pathol. dans un cas d'ictère infectieux, 11 avr., p. 119.

(9) MAYER. — Essai sur la soif, ses causes et son mécanisme. Th. Paris.

(10) LANGLOIS et RICHET. — De la proportion des chlorures dans les tissus de l'organisme. (Journ. de phys. et de path. génér., t. II, p. 742.)

1901 (11) RICHARD. — Mécanisme régulateur de la composition du sang. Presse méd., 11 septembre.

(11 *bis*) CLAUDE et BALTHAZARD. — La cryoscopie des urines. Baillères.

(12) RABAT et BONNAMOUR. — Lyon Méd., 23 août.

(13) ACHARD et LŒPER. — Ingestions salines et rit. des chlor. Société biologie, mars, p. 346.

(14) MEILLÈRE. — Statique saline ordinaire. Société de biologie.

(14 *bis*) Marischler. — Arch. f. Verdauungs Krankheiten, Bd VIII, p. 332.

(15) JAVAL. — Variations de l'excrétion de l'azote et du chlore pendant la dénutrition. Soc. de biologie, 25 mai.

(15 *bis*) LESNÉ et P. RAVAUT. — Renseignements fournis par la cryoscopie et le dosage des chlorures sur l'évolution des pleurésies séro-fibrineuses. (Presse Méd., 20 février, p. 82.)

1902 (16) CLAUDE et MAUTÉ. — La chlorurie expérimentale dans les néphrites. (Archives générales de médecine.)

(16 *bis*) STEYRER. — Verhandl. des XX medic. Congresses zu Wiesbaden.

(17) BURTHE. — Elimination dans les néphrites chr. scléreuses. Thèse Paris, observation IV.

(17 *bis*) ACHARD et LŒPER. — Rétention des chlorures dans les néphrites. Bull. et Mém. de la Soc. méd. hôp., 9 mai, p. 429.

(18) ACHARD et LŒPER. — Rétention des chlorures dans les néphrites. Soc. méd. hôp., Paris, 9 mars.

(18 *bis*) STRAUSS. — Zeitschr. f. Klin. med., Bd. XLVIII, p. 337.

(19) MEILLÈRE. — Rétention des chlorures. Société de biologie, 18 octobre.

(19 *bis*) CLAUDE et BURTHE. — Soc. méd. hôpitaux, 28 novembre.

1903 (20) JOUFFRAY. — Thèse Lyon. Nouvelles recherches sur la perméabilité rénale.

(20 *bis*) WIDAL et LEMIERRE. — Soc. méd. hôp., 12 juin, p. 678.

(21) TEISSIER. — Valeur séméilogique et pronostique de la chlorurie alimentaire et spontanée dans les néphrites. Soc. méd. hôp. Lyon, 24 novembre.

(21 *bis*) LEGENDRE. — Bull. et Mém. de la Société méd. hôp., p. 759.

(22) WIDAL et JAVAL. — La cure de déchloruration son action sur l'œdème, l'hydratation et l'albuminurie. Soc. méd. hôp. Paris, 26 juin, p. 733.

(22 *bis*) ACHARD et PAISSEAU. — Bull. et Mém. Soc. méd. hôp., p. 1165.

(23) J. Courmont. — Sur les dangers du chlorure de sodium administré aux malades en puissance d'anasarque. Soc. méd. hôp. Lyon, 30 juin.

(24) Merklen. — La rétention du chlorure de sodium chez les cardiaques. Soc. méd. hôp., 19 juin, p. 725.

(25) Widal, Froin et Digne. — La chloruration et le régime déchloruré chez les cardiaques. Soc. méd. hôp., 13 nov., p. 1203.

(26) Laubry. — Phénomènes critiques morbides. Thèse Paris, juillet.

(27) Achard, Laubry et Grenet. — L'excrétion chlorurique et ses rapports avec la marche des pleurésies. Arch. gén. de méd., p. 982.

(28) Hallion et Carrion. — Influence de la chlorurémie sur l'albuminurie. Soc. de biologie, 14 novembre.

(29) Vaquez et Laubry. — Régime hypochloruré chez les cardiaques. Soc. méd. hôp. Paris, 13 novembre.

(30) Widal et Javal. — La chlorurémie et la cure de déchloruration dans le mal de Bright. Presse Médicale, 7 octobre, n° 80, p. 701.

(31) Chantemesse. — La phlegmatia alba dolens et le régime hypochlorurique. Bull. de l'Acad. de méd., p. 98.

(32) Castaigne et Rathuery. — Etude expérimentale de l'action des solutions de chlorure de sodium sur l'épithélium rénal. Semaine méd., 23 septembre, p. 309.)

(33) Lesué et Richet fils. — Des effets antitoxiques de l'hyperchloruration. C. R. de la Société de biologie, p. 371.)

(34) Merklen, Pouliot et Harlay. — Hyperchlorurie et hypochlorurie chez les cardiaques. (Soc. méd. hôp., 20 nov., p. 1257.

(34 *bis*) Micheleau. — Valeur et signification de l'hyperchlorurie au cours des pleurésies tuberculeuses. (Revue méd., p. 982.

1904 (35) Teissier et P. Courmont. — Elimination des chlorures dans un cas de néphrite interstitielle (Bulletin soc. méd. hôp., Paris, 6 mai).

(36) Raynaud. — La chlorurie dans les néphrites. Thèse Lyon.

(37) Olmer et Audibert. — Rétention des chlorures dans l'ascite d'origine hépatique (Revue de médecine, 10 mars).

(38) P. Courmont. — Ascite guérie par la cure de déchloruration. Soc. méd. hôp., Lyon, janvier.

(39) Achard. — Rôle du chlorure de sodium en pathologie. Monographie clinique, n° 39, 1er novembre, p. 11.

(40) Claude. — Le chlorure de sodium et les mutations nutritives (Bull. soc. m. hôp., p. 810).

(41) P. Courmont et J. Nicolas. — Formule urinaire de la pleurésie tuberculeuse (Soc. méd. hôp., Lyon, 21 juin, p. 266).

(41 *bis*) Roque et Lemoine. — Lyon Médical, p. 1093.

(42) Ch. Achard et Paisseau. — Altérations cellulaires produites par les grandes injections de solutions hypotoniques et hypertoniques (Société de biologie, 26 mars, p. 558).

(42 *bis*) Chauffard et Boidin. — Régime lacté, traitement des pleurésies à épanchement. (Gaz. des hôp., 3 mai, n° 51).

1905 (43) Pigache. — Pathogénie de l'œdème. Th. Lyon.

(44) L. Becq. — Le régime déchloruré (Rapport au VIIe congrès français de médecine, Liège.

(45) Vaquez et Digne. — Rôle de la rétention chlorurée dans la pathogénie de l'insuffisance cardiaque (Bull. soc. méd. hôp., p. 714).

(46) L. Ambard et Beaujard. — La rétention chlorurée sèche (Sem. méd., p. 153).

(47) L. Ambard. — Rétention chlorurée dans les néphrites interstitielles. Th. Paris.

(48) Widal, Lemierre et Digne. — Polyurie hystérique et polychlorurie (Gaz. hôp., p. 279).

(48 *bis*) Lépine. — Le diabète non compliqué et son traitement (Baillères, p. 70).

(49) Labbé et Marchoisne. — Le métabolisme de l'eau et des chlorures (Revue de méd., avril, p. 250).

1906 (50) Gruner. — L'influence du chlorure de sodium sur les hydropisies des enfants (Soc. de méd. int. de Vienne, 15 février).

(51) Widal et Javal. — La cure de déchloruration. Baillères, p. 11).

1907 (52) Gérard. — Traité des urines. Vigat, chap. XX.

(53) P. Courmont et Nicolas. — Diab. insip. hyperchlor. (Bulletin soc. méd. hôp., Lyon, 31 mai).

(53 *bis*) M.-M. Chatin et Philippe. — Lyon médical, 6 octobre.

* * *

Dates diverses.

(54) Cohnstein. — Œdème par altération de la constitution chimique du sang. Ergebnisse der alleyemeinen, pathologie und pathologischen anatomie, p. 168.

(55) Debove et Achard. — Le chlore urinaire, t. VI, p. 473.

(56) Widal et Javal. — Dissociation de la perméabilité rénale pour le chlorure de sodium et l'urée dans le mal de Bright.

(57) Vogel. — Traité de chimie biologique. Art. chlorures, p. 127.

(58) Hébert. — Chlorures urinaires dans quelques maladies du poumon.

(59) Hijmans van den Bergh. — Brer de retentie dec chloriden bij Koortsachtigen rieksen. Nederlansch. Tijschrift voor geneknude, t. II, p. 349-388.

(60) Lauper. — L'hyperchloruration et l'action des bromures dans l'épilepsie.

(61) Kien. — De l'augmentation morbide des urines, Strasbourg. Thèse 1865, 2 s., n° 869.

(62) Kiener. — Essai sur la physiologie de la polyurie, Strasbourg. Thèse 1866, 2 s., n° 914.

(63) Achard et Emile Weil. — Diabète fruste. Société méd. hôp., Paris, 1898, p. 154.

Notre travail était sous presse, quand nous avons appris que le malade venait de séjourner, du 21 janvier au 10 février, à la Croix-Rousse, pour un érysipèle.

L'observation prise en vue de cette infection, mentionne un état de santé assez satisfaisant.

9262 — Imp. Réunies. Lyon.

www.ingramcontent.com/pod-product-compliance
Lightning Source LLC
LaVergne TN
LVHW021519140926
848035LV00047B/1124
* 9 7 8 2 0 1 4 0 2 2 4 6 9 *